COMO DESINTOXICAR EL CUERPO EN 7 DIAS

Y ADELGAZAR MAS RAPIDO

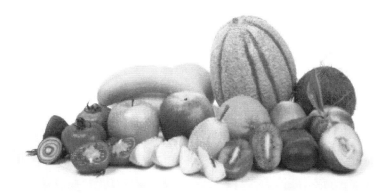

Y LOS MEJORES CONSEJOS PARA LA SALUD

TABLA DE CONTENIDO

- El Consumo De Té Puede Prevenir y Ayudar a Tratar El Cáncer De Colon
- Divertículos Síntomas y Tratamientos Naturales Para La Diverticulitis
- Dietas Para La Diarrea – Cuales Son Las Mejores
- Dieta Para el Colon Irritable – Que Alimentos Comer y Cuales Evitar
- Desintoxicación del Hígado – Por Qué Desintoxicar el Hígado
- Cuáles Son Los Beneficios De Una Dieta Alta En Fibra Natural
- Cuáles Son Las Causas de la Diarrea
- Cuál Es La Mejor Dieta Para La Constipación
- Cuál Es La Mejor Dieta Para Reducir la Grasa del Vientre y Para Una Vida Más Sana
- Cuál Es La Mejor Dieta Para el Síndrome de Colon Irritable
- Consejos Sobre la Limpieza del Colon Para Un Cuerpo Sano
- Como Se Logra Una Mejor Calidad De Vida Con La Desintoxicación Del Cuerpo
- Como Puede Ayudar la Limpieza del Colon a Controlar La Diarrea
- Como Mantenerse Sano y Activo Con Una Dieta De Desintoxicación Natural
- Como Lograr Una Adecuada Limpieza del Intestino Para Desintoxicar el Cuerpo
- Como Limpiar el Sistema Digestivo Naturalmente

- Como Limpiar el Organismo de Parásitos Con la Limpieza del Colon
- Como Curar el Dolor de Estómago Naturalmente
- Como Bajar el Colesterol Naturalmente
- Colon Irritado – Como Limpiarlo y Las Consecuencias de No Hacerlo
- Aprenda Como Curar el Estreñimiento Naturalmente
- 7 Remedios Caseros Para Desintoxicar el Cuerpo Naturalmente
- ¿Qué Quiere Decir Tener Una Alimentación Saludable?

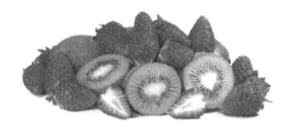

Como Saber Cuándo Se Necesita Desintoxicar El Cuerpo

Sabemos que algo anda mal en nuestro organismo cuando sentimos cansancio excesivo, sensación permanente de llenura, nauseas, constipación, diarrea, falta de energía o dificultad para ir al baño. Es entonces cuando se debe considerar seriamente un tratamiento completo de **desintoxicación del cuerpo**. Esto puede comenzar por casa implementando una dieta más sana y eliminando por completo del menú diario las comidas procesadas y los fritos. Una vez iniciado un proceso de limpieza para **eliminar toxinas** del cuerpo es importante tener constancia y continuar hasta que el organismo se limpie por completo. Idealmente se deben mantener los buenos hábitos alimenticios aun después de terminado un tratamiento de limpieza del colon y de todo el sistema digestivo.

Si el proceso de **desintoxicación del cuerpo** se hace interrumpidamente no se logra el beneficio que se busca que es el de limpiar todo el sistema digestivo. Al comienzo de un cambio de rutina alimenticia siempre hay un periodo de adaptación del cuerpo mientras se asimila la nueva alimentación, especialmente si se ha estado acostumbrado a comer demasiada comida chatarra y demasiados fritos con sodas azucaradas.

Ahora existe también la duda sobre cada cuanto hacerse una desintoxicación profunda del cuerpo y la respuesta es que esta se debe hacer al menos cada seis meses o por lo menos una vez al año. Una vez que se desintoxica el cuerpo completamente el ideal es mantener el cuerpo sano y limpio y esto se consigue con la alimentación y con la ayuda de complementos alimenticios que contribuyen a que el sistema digestivo trabaje siempre bien. Una **limpieza**

profunda del colon se puede lograr con la hidroterapia pero no es aconsejable practicarse siempre esta pues tiene la complicación de afectar el balance ideal del nivel de bacterias en la flora intestinal. Los compuestos con hierbas naturales y probioticos son ideales para esto ya que ayudan a la creación de bacterias que controlan el buen balance de la flora intestinal.

El comportamiento del cuerpo es el mejor indicador de cuando se necesita una limpieza profunda del organismo. Así cuando se sienten gases, llenura, pesadez, dolores de cabeza y falta total de energía puede ser el indicativo de alerta de que el sistema digestivo necesita mantenimiento. **Limpiar todo el sistema digestivo ayuda a eliminar parásitos y a tener un mejor sistema inmunológico**.

Se debe tener en cuenta que ningún tratamiento de desintoxicación debe hacerse tan seguido si se trata de una limpieza profunda del intestino ya que esto puede traer complicaciones para la salud sobre todo si se ha practicado una hidroterapia. Lo ideal es después de adoptar una dieta más sana y rica en frutas frescas y vegetales mantener el organismo limpio consumiendo suplementos naturales de manera periódica.

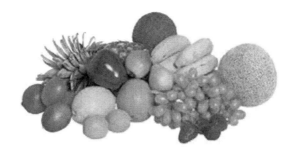

A Que Toxinas Esta Expuesto El Cuerpo Humano y Como Limpiarse De Ellas

Estos contaminantes están alrededor nuestro todos los días. Es sorprendente la gran cantidad de toxinas de las que podemos estar rodeados sin saberlo. Así como dentro de una casa que no se limpia empiezan a aparecer malos olores y suciedad, pasa lo mismo dentro de nuestro cuerpo sino se tiene la apropiada costumbre de mantenerlo limpio por dentro. Los parásitos dentro del organismo se desarrollan de forma acida afectando el PH normal del cuerpo. El mismo cuerpo puede generar contaminantes o exceso de acides cuando se tiene mucho estrés y se segregan más ácidos dentro del sistema digestivo de lo normal.

Se habla que hay un alto porcentaje de las enfermedades que pueden tener causas psicológicas y relacionadas con el estrés. Muchas veces el consumo compulsivo de comida chatarra y de sustancias como drogas puede tener una razón psicológica que busca calmar una ansiedad. Esta ansiedad genera complicaciones a nivel del colon afectando la salud ya que se segregan más sustancias toxicas producidas por el mimo cuerpo. Es por esto que **el yoga es un ejercicio de relajación excelente para purificar el cuerpo y disminuir el estrés**. Cuando el cuerpo esta tenso y estresado está más propenso a contraer enfermedades. Es por esto que el organismo necesita ayuda para limpiarse internamente para ayudar a su relajación y a la expulsión de toxinas.

Aditivos y químicos presentes en las medicinas tradicionales son contaminantes obvios que afectan nuestra salud. Muchos alimentos hoy en día son demasiado procesados y contienen aditivos como hormonas, colorantes y saborizantes que son malos para la salud humana. Los procesos empleados para la elaboración de estos alimentos son muchas veces muy industrializados y contienen toxinas que contaminan nuestro cuerpo. Es mejor optar por comidas y tiendas orgánicas donde se consiguen alimentos libres de esa manipulación industrial que solo afecta a nuestra salud. Una buena dieta sana con ejercicios y la toma de **suplementos naturales** son ideales para mejorar la condición del cuerpo humano.

Para desintoxicar su cuerpo diariamente puede tomar los siguientes alimentos:

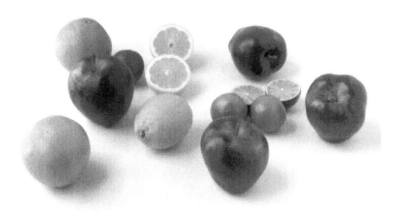

- Consuma frutas frescas orgánicas y consuma bastante fibra natural dietética que se encuentra en las frutas y en los vegetales. Puede comer arroz integral que contiene fibra, remolachas, rábanos, alcachofas, brócoli, col y algas, todos estos alimentos son excelentes comidas naturales desintoxicantes.
- Puede limpiar y proteger su hígado consumiendo algunas hierbas naturales como la raíz del diente de león, la bardana, la leche de cardo y bebiendo té verde.
- Consuma **vitamina C** que ayuda a su cuerpo a eliminar toxinas de forma natural y segura.
- Consuma mucha agua pura diariamente, al menos 10 vasos de agua por día es aconsejable para eliminar toxinas y mantener limpio el sistema digestivo de forma natural.

- Dese duchas de masajes de hidroterapia con chorros de agua que golpeen su espalda durante intervalos de 30 segundos durante unas tres o cuatro sesiones. Esto relaja el cuerpo y ayuda a desintoxicarlo naturalmente. Luego de las duchas tome un descanso y si es posible practique una tranquila y profunda meditación, esto le ayudara a eliminar el estrés.
- Tome un baño de sauna para que su cuerpo transpire y elimine toxinas
- Practique algún tipo de ejercicio, esto activa el metabolismo de su cuerpo y le ayuda a transpirar y a eliminar toxinas además de mantener su sistema activo y energizado.

Ventajas De La Limpieza Del Colon Para Un Cuerpo Sano y Delgado

Los alimentos fritos, los azucares, los endulzantes artificiales como el aspartame y la cafeína contaminan nuestro cuerpo y nuestro sistema digestivo. Las grasas hidrogenadas, las harinas blancas y en general las comidas rápidas contaminan y engordan nuestro cuerpo y **saturan el colon de sustancias toxicas** y de una mucosa que se pega a las paredes intestinales. Esto no solo causa molestias como gases, sensación de llenura, obesidad sino que también puede causar enfermedades y el síndrome de colon irritable. El gran beneficio de la limpieza del colon es la mejora de la salud del sistema digestivo y la obtención de un cuerpo más esbelto y delgado.

La limpieza y desintoxicación del cuerpo son la clave para la eliminación de toxinas, parásitos y residuos tóxicos acumulados dentro del intestino. Una dieta balanceada debe contener elementos como suplementos naturales que ayuden a limpiar el tracto digestivo y a eliminar grasas.

Dentro de las Ventajas de la Limpieza del Colon Están:

- Alcanzar una mayor longevidad
- Tener más energía
- Aumentar el metabolismo naturalmente
- Perder peso rápidamente
- Eliminar toxinas del cuerpo
- Prevenir la retención de agua
- Mejorar el estado de la piel
- Ayudar a mantener los órganos internos en buen funcionamiento
- Rejuvenecer y prevenir el envejecimiento prematuro

Un colon sucio es un caldo de cultivo para todo tipo de parásitos y toxicidad que enferman al cuerpo humano. También es una de las causas de obesidad ya que si no se evacuan la toxinas estas se quedan atrapadas dentro del tracto intestinal en forma de sobre peso tóxico.

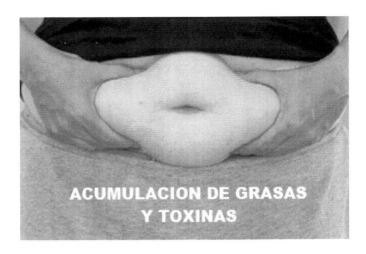

En el desarrollo de este libro se verán explicados varios **secretos sobre como desintoxicar el cuerpo de forma natural y efectiva** en un corto tiempo para alcanzar todos los beneficios de un cuerpo limpio y sano.

Otro beneficio que se logra consumiendo suplementos naturales para purificar el sistema digestivo es un cuerpo más ligero y activo que asimila mejor los alimentos. Otra ventaja es que el cuerpo puede absorber mejor los nutrientes que están contenidos en los alimentos que ingerimos.

Al eliminar todas las toxinas y todas las heces secas que están unidas al revestimiento del intestino los nutrientes ingresan al torrente sanguíneo más fácilmente y sin obstrucciones. Los mejores tratamientos a base de fibra natural también contienen probioticos que son bacterias beneficiosas para lograr una sana flora intestinal y un funcionamiento óptimo del sistema digestivo.

En conclusión los beneficios para la salud son muchos cuando se tiene un plan de depuración del intestino y del sistema digestivo en general que incluya alto contenido de fibra dietética.

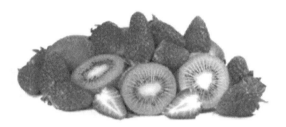

Una Dieta de Desintoxicación del Cuerpo Le Ayuda a Perder Peso Más Rápido

Con una mejor alimentación mejora también la digestión y por lo tanto también **se elimina peso más rápidamente** y de forma natural. Algunas dietas de desintoxicación son bastante drásticas y se basan solo en el consumo de jugos naturales. Pero una dieta de desintoxicación del cuerpo para perder peso puede ser menos estricta e igualmente efectiva. Esta dieta se puede basar en consumir sopas de verduras y también en comer vegetales y granos enteros para que ingrese fibra al cuerpo y limpie las paredes intestinales arrastrando toxinas y grasas acumuladas allí por algún tiempo.

Lo que debe comer:

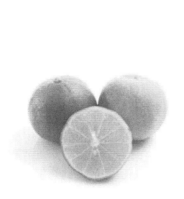 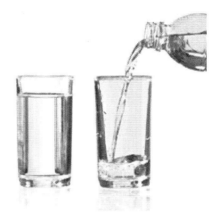

Lo primero que debemos hacer al levantarnos es **beber un buen vaso de agua con jugo de limón** para descongestionar y estimular nuestro sistema digestivo. El limón estimula la segregación de los jugos gástricos y además elimina parásitos. La idea es consumir al menos unos 8 a 10 vasos de agua durante el día para limpiar el sistema digestivo y mantenernos hidratados.

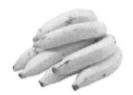 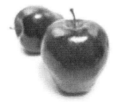

Al desayuno comer frutas frescas orgánicas como la manzana, la pera o el plátano. También pude comer granos enteros como **el arroz integral que le ayuda a limpiar el sistema digestivo por su alto contenido de fibra**. Puede añadirle sabor a los granos mezclándolos con fruta y **agregar un poco de canela para aumentar el metabolismo del cuerpo naturalmente**. Los granos también se pueden mezclar con aceite de oliva que ayuda a mantener los tejidos sanos y a proteger las células del estómago y los intestinos.

Junto con los granos enteros naturales también tomar un suplemento que le aporte más fibra a su dieta de desintoxicación del cuerpo. Algunos suplementos como los que son hechos a partir del **Acai Berry** (**http://tinyurl.com/suplemeno-acai-berry**) tienen anti-oxidantes que combaten la intoxicación del cuerpo y limpian el sistema digestivo de forma natural. Los suplementos que aportan fibra también **limpian el sistema digestivo** y hacen más fácil la eliminación de grasa abdominal y mejoran la expulsión de toxinas del cuerpo. Estos tratamientos con pastillas hacen que el colon se limpie de todas sus impurezas y hacen la pérdida de peso más fácil.

A media mañana es bueno consumir algún "snack" o bocadillo natural en forma de fruta o cereal orgánico.

El almuerzo saludable puede consistir de verduras al vapor y una sopa de vegetales como la acelga, de cebolla o de brócoli. Puede agregar un cucharadita de aceite vegetal a los vegetales como aceite de oliva extra virgen o aceite de linaza, algo de ajo crudo, sal de ajo y algunas hierbas frescas como la albahaca o el orégano.

También puede comer vegetales crudos como la zanahoria y las lechugas con algunas gotas de limón o vinagre para eliminar parásitos del intestino.

En la merienda nuevamente puede consumir algo de fruta para mantener el metabolismo alto y para ayudar a limpiar el sistema digestivo como parte de una dieta natural de desintoxicación del cuerpo.

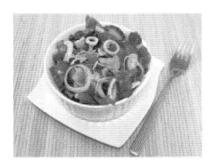 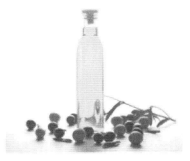

En la cena puede comer verduras frescas o al vapor con aceite de oliva y algunas especias naturales para darle más sabor. Puede guardar el agua de la cocción de los vegetales y beberla al otro día en la mañana como complemento para la **desintoxicación del cuerpo**.

Una dieta de desintoxicación del cuerpo como esta le ayudará a mejorar la capacidad del cuerpo para eliminar toxinas y residuos. Los beneficios serán una mejor digestión, perdida de grasa corporal, mejorar su figura, mejorar el aspecto de la piel y sentirse con más energía. No está de más agregar el ejercicio como complemento ideal de una rutina de desintoxicación del cuerpo ya que con el sudor también eliminamos toxinas y quemamos calorías.

Una Buena Alimentación Para Sentirse Bien – Coma Bien y Siéntase Bien

1. **El Perejil:** este vegetal ayuda no solamente a combatir el mal aliento sino también a contrarrestar los malos olores provenientes del estómago y a desintoxicar el sistema digestivo. Es por esto que el perejil está presente como ingrediente en muchas pastillas de menta. Se puede masticar después de comer hasta alcanzar un aliento fresco y natural. Es bajo en calorías y una ramita de perejil tal solo contiene una caloría.

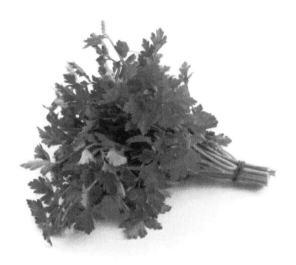

2. **El limón:** es muy bueno por sus agentes anti-oxidantes para mejorar el aspecto de la piel y para desintoxicar el organismo. Evita y alivia muchas enfermedades por su alto contenido de vitamina C. Este alimento apenas contiene 8 calorías, dos gramos de carbohidratos y cero grasas.

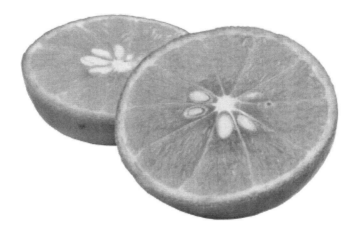

3. **Espinaca y coliflor:** estos alimentos sirven para el cuidado de la vista gracias a que contienen luteína y zeaxantina que son anti-oxidantes muy poderosos necesarios para el buen funcionamiento ocular. Estos alimentos contienen cero grasas y 34 calorías, siete gramos de proteínas y un gramo de fibras cada uno.

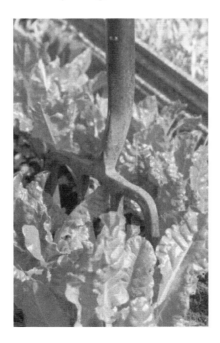

4. **El salmón:** este alimento es rico en proteínas vitales para la buena salud de la piel. Reduce inflamaciones debido su alto contenido de ácidos grasos que le dan al cuerpo una imagen natural y sana. Incrementa la tonicidad muscular ya que contiene **dimetilminoetano**, elemento que mejora la firmeza de los músculos. Según algunos escritos se puede obtener el efecto de una operación de lifting natural comiendo salmón durante varios días. Este platillo aporta 240 calorías, 34 gramos de proteínas, cero carbohidratos y tan solo 10 gramos de grasa.

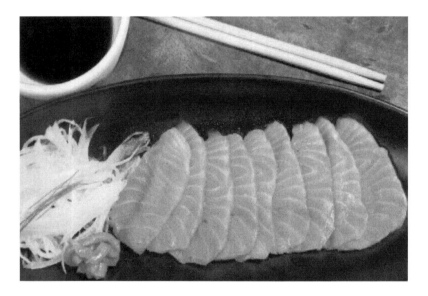

5. **El té de hierbas:** contiene antioxidantes que ayudan a la desintoxicación del hígado y neutralizan otras toxinas dentro del sistema digestivo.

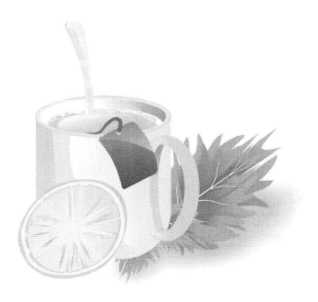

6. **El aceite de oliva** que contiene ácidos grasos esenciales para la salud de las uñas de los pies y de las manos. Se puede agregar un par de cucharaditas de este aceite a las comidas sobre las ensaladas o pastas una vez por día. Una cucharadita de aceite de oliva contiene 119 calorías, cero carbohidratos, cero proteínas y 13 gramos de grasa. Prefiera el aceite de oliva orgánico- extra virgen.

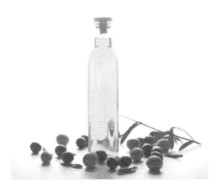

7. **El yogurt:** la bacteria acidofilus presente en el yogurt ayuda a controlar el equilibrio de bacterias dentro del sistema digestivo y ayuda a la buena digestión. El

intestino alberga a millones de bacterias y cuando hay un desequilibrio en la proporción de buenas y malas bacterias se producen malestares digestivos.

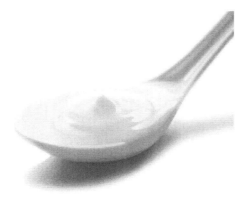

Como complemento de una buena dieta y una buena alimentación para sentirse bien es aconsejable apoyarse en **suplementos naturales** (http://tinyurl.com/suplemento-de-fibra) que sean fabricados a base de hierbas naturales y que contengan también probioticos para ayudar a limpiar el intestino y a mantener una flora intestinal saludable. Estos controlan el número de bacterias dentro del tracto intestinal. También un tratamiento de suplementos naturales ayuda a aportar al organismo las fibras naturales que no se alcanzan a obtener con los alimentos. La proporción de fibra que se debe consumir a diario está entre 25 gramos a 40 gramos para mantener un sistema digestivo limpio y para sentirse bien.

Un Sistema Digestivo Sano Promueve Una Vida Sana y Un Cuerpo Sano

Todo el proceso digestivo comienza desde la boca cuando tomamos los alimentos y sorprendentemente la nariz y el olfato juegan un papel muy importante mandando las señales al cerebro para la producción de saliva que ayuda a la digestión.

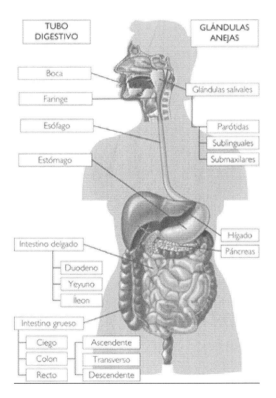

Cuando masticamos la producción de la saliva aumenta para que junto con la lengua y la masticación se empuje hacia adentro de la garganta y el esófago los alimentos ya reducidos a partículas más pequeñas que se pueden digerir. El esófago transporta la comida ya masticada hasta el estómago. Tal como otras partes del sistema digestivo el esófago realiza contracciones para llevar los alimentos hasta el estómago. Para esto este conducto cuenta con músculos en forma de aros que se contraen y se cierran una vez la comida llega al estómago para no permitir el paso de ácidos al tracto del esófago que cuando ocurre se produce la acides estomacal.

El estómago es un órgano con múltiples funciones que almacena los alimentos, los procesa y luego los libera al intestino delgado. El hígado produce la bilis que ayuda a absorber las grasas dentro del sistema sanguíneo. Los jugos producidos por el páncreas ayudan al cuerpo en su digestión de proteínas y grasas. La vesícula biliar hace las veces de un tanque de reserva donde se guarda la bilis hasta que el cuerpo la necesita.

Mantener un sistema digestivo sano es clave para una vida sana y un cuerpo sano. Esto se logra con una rutina de mantenimiento y limpieza que incluye una dieta bien balanceada así como el ejercicio y el consumo de buenas cantidades de líquidos. Existen **suplementos naturales** (http://tinyurl.com/suplemento-de-fibra) que ayudan a las funciones del colon y del intestino al tiempo que ayudan a perder peso naturalmente. El intestino grueso es la última parada de los alimentos en su proceso dentro de todo el sistema. **Allí se pueden acumular toxinas** y residuos que no son eliminados propiamente luego de la absorción de los nutrientes. Esta acumulación de tóxicos dentro de las paredes intestinales causa enfermedades y malestar general al cuerpo humano. Es por esto que una digestión adecuada es primordial para sentirse bien. La falta de una **limpieza del colon** hará que no se absorban debidamente los nutrientes necesarios para la obtención de energía y vitaminas. **La buena digestión también promueve un sistema inmunológico fuerte**.

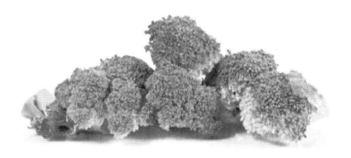

Como Desintoxico Mi Cuerpo – Aprenda Como Desintoxicar el Cuerpo de Manera Natural

Una de las maneras de lograr este objetivo de **limpiar el organismo de toxinas** es mediante la implementación de una dieta más sana. Esta nueva dieta debe ser alta en contenido de **antioxidantes** lo que es proporcionado por las verduras y las frutas. Los antioxidantes protegen al cuerpo de toxinas perjudiciales para la salud. A continuación una lista de los alimentos que pueden ayudarnos a lograr esta meta:

Los aguacates: estos contienen sustancias y nutrientes naturales que detienen la formación de células cancerígenas. También ayudan a que el hígado se limpie de toxinas.

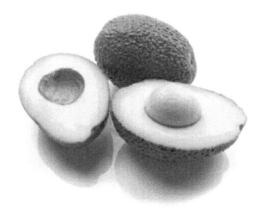

Las semillas de apio y el apio tienen propiedades que contribuyen a purificar la sangre y a limpiarla de toxinas como las que deja el tabaco.

Consumir ajo fresco para eliminar los parásitos y combatir las bacterias que están presentes en el intestino. También es muy bueno para limpiar las vías respiratorias y los pulmones del exceso de mucosa.

Otro vegetal que ayuda efectivamente a prevenir el cáncer y a desintoxicar el cuerpo es **el repollo o la col**. Tiene un alto contenido de **antioxidantes** y fortalece al hígado para que realice su trabajo de filtración de la sangre más efectivamente. También ayuda a limpiar el sistema digestivo.

La remolacha purifica la sangre y mantiene el hígado sano.

Consumir manzanas, estas contienen una fibra natural llamada pectina que contribuye con la eliminación de desechos tóxicos del tracto intestinal.

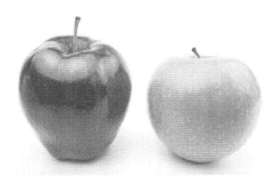

El aceite de linaza y las semillas de lino que contienen el **omega 3** y ácidos grasos primordiales para mantener un sistema digestivo purificado y limpio.

Los limones, esto son maravillosos para purificar y desintoxicar el hígado y **limpiar el colon** por su alto contenido de **vitamina C**. Beber agua con limón es una buena costumbre sana que debe hacerse diariamente, especialmente en ayunas cuando el estómago esta vacío, esto ayuda a purificar el tracto intestinal.

Las leguminosas como el frijol y las habas contribuyen a evitar la presencia de cáncer en el cuerpo y a bajar los niveles de colesterol como también ayudan a regular el azúcar en la sangre.

Consumir jugos naturales también es una forma de desintoxicar el cuerpo de manera natural. El **jugo de zanahoria con apio** tiene propiedades diuréticas que eliminan elementos tóxicos del organismo además de ser antioxidante y de controlar la presión sanguínea.

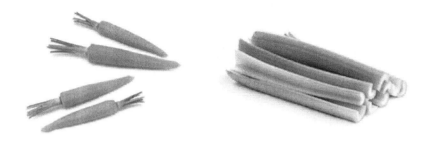

Los Secretos del Aloe Vera Para la Desintoxicación de su Cuerpo de Forma Natural

Una de las mejores técnicas naturales que puede utilizar para la desintoxicación de su cuerpo es implementar el uso de **Aloe Vera** o sábila.

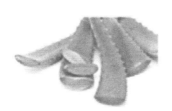 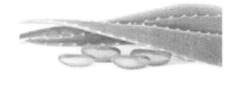

ALOE VERA PARA DESINTOXICAR

Esta **sustancia antioxidante** de gran alcance ha sido utilizada durante miles de años para limpiar y revitalizar los órganos de forma natural. **El Aloe Vera es un agente antiséptico natural** que promueve la curación de heridas, llagas, úlceras y otros dolores causados por condiciones inflamatorias. **El Aloe Vera elimina las toxinas y sustancias no deseadas en su cuerpo de forma natural**.

El Aloe Vera también disuelve el material de desecho que provoca atascos en todo su cuerpo y en el intestino. El uso de Aloe Vera o de sábila **estimula las funciones biológicas de todos los órganos del cuerpo** para lograr una mejor condición general de salud. Tomar Aloe Vera ayuda a normalizar la presión arterial, reducir los niveles de colesterol malo y también normaliza los niveles de azúcar en la sangre.

También tiene muchas **propiedades anti-envejecimiento** y es capaz de sanar su cuerpo desde el interior de forma natural. Usted puede tomar **Aloe Vera** en forma de **jugo** (http://tinyurl.com/aloe-vera-jugo) para la desintoxicación del cuerpo o en forma de **suplementos naturales** (http://tinyurl.com/suplementos-aloe-vera).

El Aloe Vera también **provoca que células blancas de la sangre liberen sustancias anti-cáncer** y **estimula el sistema inmunológico** naturalmente. Una de las propiedades secretas del Aloe Vera, es que estimula el sistema inmune y **ayuda a combatir los radicales libres** con sus **antioxidantes** para desintoxicar su cuerpo con eficacia. Los radicales libres causan daño a nuestros cuerpos como vejez prematura y enfermedades degenerativas como la artritis.

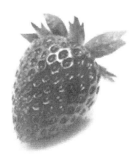

Suplementos y Alimentos Que Son Buenos Para el Mantenimiento del Colon

De acuerdo a estudios realizados por la asociación de dietistas de los Estados Unidos se requiere consumir al menos unos 25 a 40 gramos diarios de fibra para mantener un sistema digestivo en buen funcionamiento y sano. Consumir alimentos y comidas que son ricas en fibra ayuda muchísimo a estimular el movimiento del intestino y así sacar y expulsar toxinas del cuerpo para limpiar el organismo. Desafortunadamente la mayoría de las personas, especialmente dentro de la cultura alimenticia occidental, solo consumen un pequeño porcentaje de esta fibra necesaria para sentirse sano y para el buen mantenimiento del colon.

El bajo consumo de fibra natural soluble trae muchas consecuencias perjudiciales para la salud. Ingerir fibras es necesario para un buen funcionamiento del sistema gastrointestinal. Su consumo reduce el riesgo de cáncer de colon, enfermedades coronarias y también la hipertensión. Si la dieta de una persona es demasiado baja en fibra se pueden presentar vómitos, flatulencias, gases, constipación, fatiga, mal aliento, infecciones intestinales, y dolor de estómago.

Existen dentro de los vegetales y las frutas muchas fuentes de fibra natural. Algunos de los vegetales que tienen más alto contenido de esta son las zanahorias y el brócoli. **El jugo de ciruela** y las ciruelas pasas son una sana fuente de fibras también. Los alimentos de grano entero como los panes integrales, los cereales, la avena, las nueces y los frijoles tienen también un alto contenido de fibra.

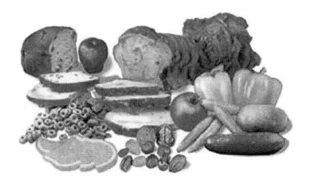

Para mejorar la digestión y estimular la desintoxicación del organismo existen en el mercado diversos complementos que concentran al máximo las cantidades adecuadas de fibra necesarias para la buena digestión y la limpieza del colon. Este tipo de suplementos que contienen fibras solubles naturales ayudan a aliviar el síndrome de colon irritable, la diarrea, el estreñimiento, y los dolores de estómago. Un beneficio adicional de consumir estos compuestos es el de sentirse con más energía y más vitalidad.

Algunos de estos complementos naturales para la dieta también contienen probioticos que ayudan a la creación de bacteria buena para controlar el buen balance de la flora intestinal y del sistema digestivo en general. Los suplementos (http://tinyurl.com/suplemento-de-fibra) que contienen también dentro de sus ingredientes hierbas naturales como el **Psyllium** además de probioticos son los más efectivos. Este ingrediente también ayuda como laxante natural a la vez que **disminuye los niveles de colesterol**.

¿Cuáles son los beneficios de tomar baños de sauna para la desintoxicación de su cuerpo de forma natural?

La sudoración **elimina las toxinas** y tomar baños de sauna es uno de los métodos más eficaces para la expulsión de productos químicos de su organismo y para relajar la mente. **El órgano más grande del cuerpo humano es la piel**. La piel también desempeña un papel esencial en la desintoxicación del cuerpo a través de los poros en forma de sudor. En conjunto, la piel, el hígado, los riñones, los pulmones, los intestinos, el sistema linfático y el sistema inmunológico del cuerpo son una máquina de desintoxicación completa.

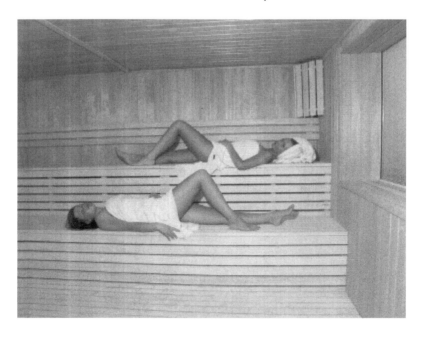

Las toxinas se tornan más fáciles de eliminar por medio del sudor que es expulsado del cuerpo a través de los poros de la piel cuando se hace ejercicio o al tomar baños de sauna de desintoxicación. **El sudor es la forma natural del cuerpo a deshacerse de toxinas y de limpiarse**. Tomar baños regulares de sauna es una sana práctica para ayudar a su cuerpo a desintoxicarse de manera natural y efectiva.

Usted debe pensar en tomar saunas en forma regular como una práctica necesaria si usted realmente quiere mantener su cuerpo sano y libre de toxinas. Los beneficios de los baños sauna son muchos. Un estilo de vida sedentario hace que sea difícil para algunas personas sudar y el mayor órgano humano que es la piel, descansa subutilizado cuando no se tiene actividad física o muy poco de esta.

Tomar baños de sauna con frecuencia es una excelente manera de activar este órgano y para comenzar a **eliminar las toxinas** a través del sudor sin esfuerzo y con eficacia. Nuestra piel también se ve afectada por muchos productos químicos que usamos a diario como champús, desodorantes, jabones, lociones y geles de ducha. Tenemos que limpiar nuestra piel no sólo con duchas pero también de adentro hacia afuera y una de las mejores maneras de lograr esto es a través de baños de sauna saludables.

La sudoración elimina sustancias químicas tóxicas y metales más rápido que cualquier otro método de desintoxicación natural. Los baños de sauna también nos liberan del estrés aclarando la mente y relajando nuestro cuerpo por completo. **Los baños de sauna son una terapia relajante maravillosa** que se debe practicar en forma regular para desintoxicar nuestro sistema de forma natural y efectiva.

Entre otros beneficios de tomar baños de sauna saludables están:

- **Perder Peso:** usted puede obtener los beneficios del ejercicio moderado como perder unas **300 calorías por sesión de sauna** sin esfuerzo.
- **Relajación del cuerpo entero:** todo su cuerpo se relaja cuando usted toma un baño sauna saludable. Usted puede deshacerse de la tensión y el dolor a través del calor generado en el interior de la sauna que relaja los músculos cansados y tensos.
- **Relajación Mental:** los baños saludables de sauna ayudan a liberar la fatiga física y mental y el estrés.
- **Mejora la circulación de la sangre:** los baños de sauna mejoran la circulación oxigenando las células, los tejidos y los órganos. Se mejora la velocidad de circulación de la sangre y la respiración. Los baños sauna ayudan al aumento del metabolismo por el calor haciendo que sus células sean capaces de eliminar más toxinas más rápidamente y con mayor eficacia.

La combinación de una dieta de desintoxicación con ejercicios y **los baños de sauna de forma frecuente constituyen una gran fórmula de desintoxicación de su cuerpo en un corto período de tiempo**. Usted puede obtener muchos beneficios como retrasar los procesos de envejecimiento prematuro y la prevención del decaimiento celular cuando usted toma baños de sauna saludables con frecuencia. **La acumulación de toxinas del cuerpo hace que su cuerpo envejezca antes de tiempo** ya que inhiben la regeneración de las células de manera eficiente.

Existen **saunas infrarrojos** que utilizan luz infrarroja para producir calor en comparación con una sauna tradicional que utiliza calor para calentar el aire. **Una sauna de infrarrojos calienta el cuerpo directamente sin calentar el aire alrededor de usted,** usted obtiene todos los beneficios de la sauna tradicional pero con menos calor. Esto hace que sea **una gran alternativa para las**

personas que no toleran el calor como el que se genera en una sauna convencional.

Hay algunos **beneficios para la salud** que se han encontrado con las saunas infrarrojas como su uso **para el tratamiento de problemas de alta presión arterial y la artritis reumatoide**, según algunos estudios. No se han observado efectos adversos utilizando **saunas infrarrojos** (http://tinyurl.com/saunas-infrarrojos) de modo que podría ser una buena opción considerar su uso.

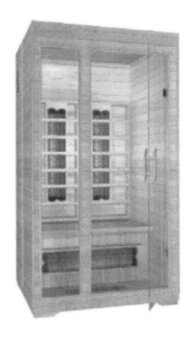

INFRARED SAUNA

Una terapia infrarroja a través de sesiones de sauna de infrarrojos puede **mejorar el sistema circulatorio** haciendo que los vasos sanguíneos se dilaten, esto ayuda a limpiar el sistema circulatorio y a oxigenar las células del cuerpo. Con una **mejor circulación de la sangre** de su cuerpo se deshace de las toxinas más rápido y más eficientemente. De acuerdo con expertos en medicina del deporte, tener sesiones frecuentes de sauna de rayos infrarrojos ayuda a su cuerpo a sanarse y a la desintoxicación.

Si Sufre de Problemas del Colon el Tratamiento Con Hierbas Naturales Puede Ser la Solución

Un tratamiento a base de hierbas naturales hará que su función digestiva sea más fluida y que sus movimientos y contracciones intestinales sean más normales y frecuentes. Este tratamiento lo que hará será estimular el movimiento de los desechos a lo largo del intestino y del colon para expulsar efectivamente las toxinas acumuladas en las paredes del intestino.

Este sin embargo es un proceso de limpieza que toma tiempo en dar resultados. Se debe acompañar de un cambio de dieta alimenticia y de una buena rutina de ejercicios para obtener los mejores resultados. Además de empezar a consumir más vegetales frescos y más futas para incrementar el contenido de fibras que le ayudarán a **eliminar las toxinas del cuerpo,** también se debe complementar este tratamiento con el consumo de compuestos naturales para limpiar el colon. Esto lo que tendrá como efecto es tener unos movimientos intestinales más frecuentes y más fluidos evitando así la constipación. Es primordial incrementar la cantidad de agua que se consume cada día, esto ayudará a eliminar residuos tóxicos del cuerpo y también evitará la deshidratación del organismo.

Cuando se busca un buen suplemento que contenga hierbas naturales es importante que este contenga demás de un concentrado de hierbas en sus compuestos una buena proporción y cantidad de probioticos así como también un alto porcentaje de fibras naturales. Todos estos componentes juntos en las cantidades adecuadas hacen que junto con el buen consumo de líquidos se pueda mantener un sistema digestivo óptimo y representan una práctica solución natural como **tratamiento para la limpieza del colon (http://www.tinyurl.com/como-limpiar-el-colon)**

Los problemas del colon son consecuencia de una pobre e inadecuada atención del sistema digestivo. Mucha gente no tiene en cuenta que este es un sistema que requiere de mantenimiento tal como otros sistemas del cuerpo humano. El organismo es una delicada máquina que debe cuidarse y mantenerse con los ingredientes adecuados. Un sistema digestivo sin mantenimiento se verá reflejado en una mala salud y por el contrario una buena rutina de limpieza del colon hará que la persona se sienta renovada y con muchísima más energía para realizar cualquier tarea.

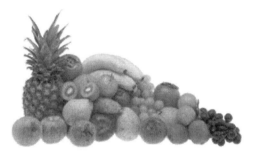

Se Pueden Tratar las Hemorroides Con Un Tratamiento de Limpieza del Colon

Con una colonoscopia los especialistas pueden determinar si existen hemorroides o no. Algunos de los síntomas son:

- Movimiento intestinal incompleto
- Presencia de sangre en la heces
- Rasquiña en el ano
- Dolor en el área del recto

Los casos más severos de hemorroides se deben tratar con una intervención quirúrgica, sin embargo los casos leves de este mal se pueden tratar con un tratamiento para la limpieza del colon. La constipación y el estreñimiento son las principales causas para que se presente las hemorroides. Esto debido a una alimentación malsana y a la falta de un tratamiento para mantener el sistema digestivo limpio. Consumir alimentos y suplementos con fibras naturales ayuda a la limpieza del colon pues facilita la evacuación de la carga del intestino haciéndola más fluida y menos dura como hemos visto antes. Existen algunas bebidas como malteadas que contienen fibras solubles que ayudan a esta tarea pero se encuentran estas en mayor proporción en los suplementos naturales y en los vegetales como el brócoli.

Los compuestos con base en hierbas naturales trabajan muy bien en la evacuación de desechos tóxicos del intestino y limpian el colon efectivamente además de ayudar a adelgazar el abdomen. El objetivo es que la evacuación de las heces no sea un proceso doloroso sino algo natural y fluido que se dé de manera frecuente, al menos dos veces por día para mantener un sistema digestivo limpio y sano.

Además de mantener una rutina de **limpieza del colon** se debe tener en cuenta lo siguiente:

- Consumir jugo de aloe vera (http://tinyurl.com/aloe-vera-jugo), excelente para tratar la hemorroides
- Ingerir comidas que contengan muchas fibras como las lentejas, las zanahorias, las nueces, las frutas frescas, las coles, los frijoles, las nueces, los guisantes y los cereales orgánicos.
- Consumir comidas ricas en zinc como el aceite de hígado de bacalao y suplementos que contengan zinc
- Hacer ejercicio frecuentemente y con regularidad
- Comer jengibre y cebollas que ayudan a mejorar el sistema circulatorio

- No permanecer sentado por largos períodos de tiempo
- Evitar el consumo de tabaco, alcohol y drogas

De esta manera se alcanza un mejoramiento notable del sistema digestivo, del movimiento intestinal y se tiene como resultado una mejor calidad de vida con mucha más energía deshaciéndose de las hemorroides.

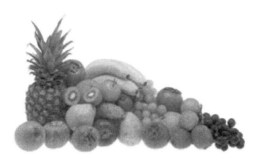

Remedios Para La Constipación – Cuáles Son Los Mejores

Primero hay que comprender que un movimiento intestinal normal debe ser de una frecuencia de unas dos a tres veces al día o por lo menos ir al baño tres veces a la semana. **Menos de esta frecuencia se considera constipación o estreñimiento**. Casi todas las personas experimentan algún grado de constipación en algún momento pero cuando esta se extiende por un periodo largo de tiempo se le denomina **constipación crónica**. Esta condición es vista como un mal no como una enfermedad aunque si no se atiende adecuadamente puede generar complicaciones para la salud. Las causas pueden ser muchas como el estrés, la mala alimentación, el poco consumo de líquidos y el bajo consumo de fibras naturales o la ausencia total de estas.

Pasos a seguir para adoptar como remedios para la constipación:

- Empiece por cambiar su dieta diaria completamente, debe empezar eliminando el consumo de fritos y comidas demasiado procesadas. Debe hacer todo lo posible por agregar a su dieta diaria las fibras naturales, por lo menos consumir unos treinta gramos diarios de fibra.
- Comenzar a consumir muchos vegetales verdes y muchas frutas frescas
- Comer más cereales integrales con alto contenido de fibra para sacar las toxinas del cuerpo.
- Tomar al menos de 8 a 10 vasos de agua pura cada día, esto ayuda a mantener un cuerpo hidratado y a hacer más fácil la evacuación de desechos acumulados en el tracto intestinal y es uno de los mejores remedios naturales para la constipación.
- Evitar consumir azucares refinados, dulces y bebidas carbonatadas con aditivos y colorantes como las gaseosas.
- Tratar de evitar el consumo excesivo de cafeína.
- Practicar alguna rutina de ejercicios para la relajación del cuerpo en general.
- Evitar el consumo de tabaco, del cigarrillo y del alcohol.
- Programar la mente para tener una frecuencia predecible de movimientos intestinales para ir al baño a las mismas horas del día
- Caminar diariamente al menos durante media hora o una hora idealmente

Evitar los laxantes químicos ya que destruyen la flora intestinal.

Como consejo final es importante notar que la costumbre más sana es la de adoptar un sistema de limpieza rutinario de nuestro sistema digestivo. Así como es importante la alimentación diaria que tenemos también lo es encontrar un soporte natural efectivo en forma de suplementos que ayuden a purificar todo el organismo de manera fácil y confiable.

Como Desintoxicar La Mente

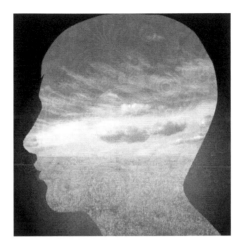

Así como nuestros cuerpos se intoxican, **nuestras mentes también están contaminadas por el estrés y los pensamientos negativos** que afectan a nuestro bienestar y nuestro estilo de vida. Usted **debe tratar de llevar la mente a un estado de completa relajación tan a menudo como sea posible** para la desintoxicación de su cerebro. Debe ponerse como meta el tomar un tiempo personal de tranquilidad plena para sí mismo para lograr relajarse y despejar su cerebro y su mente. **Usted puede crear su propio oasis personal** de relajación mediante la creación de un espacio tranquilo en algún lugar de su casa o en lugares diferentes donde sienta que usted está relajado y que puede disfrutar del tiempo con usted mismo.

Usted puede dedicar un espacio como su propia zona privada donde **el objetivo es despejar su mente**. **Trate de ponerse en contacto con la naturaleza tan a menudo como sea posible**. Una simple vuelta por el parque o en medio de la naturaleza puede ser una de las mejores terapias relajantes que existen. Además, **trate de escuchar los sonidos de la naturaleza tan a menudo como sea posible** para relajar la mente y el cuerpo.

Se puede disfrutar de una sesión llena de **sonidos de la naturaleza** (http://tinyurl.com/sonidos-naturaleza) en la comodidad de su propia casa mientras se relaja y toma un baño o simplemente cerrando los ojos en un lugar tranquilo que se destine para este fin. Este tratamiento de relajación se puede practicar una vez al día para dedicarse por lo menos 15 minutos de tiempo tranquilo y relajante disfrutando los maravillosos sonidos de la naturaleza. Lo ideal es tratar de **ponerse en contacto con la naturaleza**, al menos una vez a la semana. Relajarse en una playa, escuchando el sonido de las olas del mar puede ser una terapia de desintoxicación de la mente muy poderosa, esto le dará la energía que su cuerpo necesita de nuevo. Disfrute de un masaje muscular profundo cada vez que pueda, **practique un poco de yoga para reducir el estrés** y para relajar el cuerpo y la mente. El objetivo es permitir que las preocupaciones y el estrés acumulado se alejen y resetear su cerebro para empezar de nuevo una vez más.

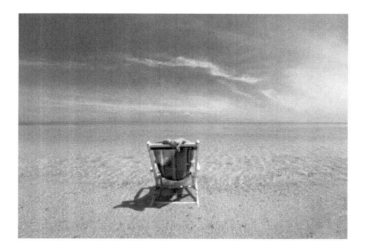

También **puede encontrar relajación mental y desintoxicación por medio de la práctica de deportes que le gustan y que disfruta**. El ejercicio es una terapia de relajación mental muy grande que si funciona. Una vez que logra desintoxicar su mente logra también **encontrar**

su energía creativa, los pensamientos y acciones positivas empezaran a fluir naturalmente. Disfrute de la **música de sanación mental** (http://tinyurl.com/musica-sanacion) siempre que sea posible, el cerebro reacciona a esta curación con sonidos relajantes soltando los malos sentimientos y dejando a un lado los pensamientos estresantes, es una gran terapia que realmente funciona. **Disfrute de una buena taza de té caliente** mientras disfruta de estos maravillosos sonidos relajantes y curativos.

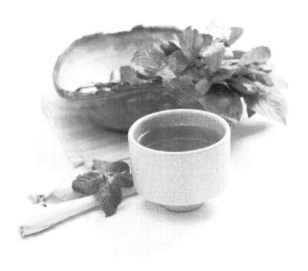

Para relajar la mente también debe tratar de dormir más y mejor. **Un buen descanso es esencial para mantener su cuerpo lleno de energía positiva**. Trate de evitar tomar pastillas y medicamentos innecesarios lo más que pueda para despejar la mente y el cuerpo. Siempre debe ir hacia soluciones curativas naturales en lugar de soluciones químicas que sólo dañan su mente y su cuerpo en el largo plazo. Estamos acostumbrados a tomar pastillas con químicos para todo en nuestras sociedades modernas, cada vez que experimentamos incluso un leve dolor de cabeza, tendemos a tomar píldoras. Trate de evitar este comportamiento como pueda y reemplace la pastilla por una buena taza de té relajante en lo posible.

Sonría tanto como pueda, **la risa es una terapia de gran efectividad** que despeja la mente y su cerebro.

Introducir productos orgánicos en su dieta diaria, como frutas orgánicas, vegetales orgánicos que están libres de toxinas lo harán sentirse mejor. Cuando su cuerpo se siente muy bien su mente se siente genial.

Manténgase alejado de las drogas, el tabaco y el alcohol. Todas estas sustancias afectan la mente y el cuerpo de una manera nociva y tóxica. Usted puede disfrutar de una buena taza de vino tinto de vez en cuando pero beber demasiado hace daño al hígado.

Tener relaciones sexuales y disfrutar del sexo, **el buen sexo es una gran terapia natural** y agradable para deshacerse del estrés. Después de las relaciones sexuales se puede dormir mejor y se reduce el estrés, esto también ayuda a bajar los niveles de colesterol y aumenta el flujo de sangre a su cerebro de forma natural.

Practíquese una hidroterapia relajante cada vez que pueda, esto se puede hacer en un spa o en la comodidad de su propia casa tomando una ducha de **hidromasaje** (http://tinyurl.com/hidromasaje). Esto estimula la circulación, relaja su cuerpo, relaja la mente, limpia los residuos de la piel y reduce la inflamación. Las hidroterapias son duchas ideales para relajar la mente y el cuerpo.

Trate de mantener su mente activa y ejercite su cerebro, esto evitará enfermedades como el Alzheimer y la demencia. **Tómese su tiempo cada vez que pueda** y separe un tiempo para las vacaciones y para su tiempo libre. También una aromaterapia natural puede ser una gran idea para relajar su mente y su cerebro. **Nada es más importante que su salud.**

Sea siempre positivo y reemplace los pensamientos y sentimientos negativos con los positivos. Trate de conciliase con la familia y los amigos, sea paciente y siempre coma sano. Hay que dejar ir las cosas triviales que molestan a su tranquilidad y su vida en general y no tomar las cosas demasiado personalmente. Puede mantener los diferentes asuntos de la vida en perspectiva y tratar de subrayar menos los pequeños problemas que puede enfrentar en su vida cotidiana. **Elimine el desorden** y trate de desintoxicar su calendario y su vida personal. Practique la meditación y también de gracias por su vida y todas las cosas positivas que le rodean.

Siempre esté seguro de sí mismo y del amor. Usted puede disfrutar de las cosas simples como leer, bailar, escuchar buena música, jugar algún juego, tomar tiempo a solas, caminar, el ciclismo, la natación, todas estas cosas aclaran su mente y relajan el cerebro. **No pierda la motivación y simplemente decídase a seguir adelante!**

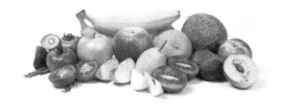

Remedios Naturales Para Limpiar El Colon

Los tratamientos con drogas sintéticas y compuestos químicos suelen a la larga agravar el problema con una serie de efectos secundarios indeseados. Estos son los tipos de remedios que las grandes compañías publicitan en los grandes medios de publicidad como la televisión. La realidad es que este tipo de tratamiento es completamente artificial y perjudicial para la salud humana.

Los síntomas del intestino irritado son muchos y variados como la diarrea, indigestión, acides estomacal, flatulencia, dolor al comer o defecar y hemorroides. De acuerdo a la severidad de estas condiciones el colon irritado puede ser una molestia menor o en el peor de los casos convertirse en un verdadero mal que afecta el estilo de vida de la persona.

Los medicamentos y fármacos que normalmente se recetan por ejemplo para la diarrea suelen causar problemas aún mayores. Afortunadamente existen remedios naturales para limpiar el colon que trabajan para curar este molesto mal. **Aquí están algunos de los tratamientos naturales más recomendados para limpiar el colon:**

Para tratar la diarrea **es recomendable la glutamina** que no tiene sabor. También es bueno evitar algunos alimentos como el azúcar refinado, la cafeína, y alimentos muy ácidos como la pasta de tomate para pizza o pasta.

Para tratar la constipación es aconsejable el consumo de **vitamina C** que además es excelente para el sistema inmunológico. Para mantenimiento es también aconsejable ingerir muchas frutas frescas y jugos sin azúcar. También comer vegetales como brócoli, espinaca y zanahorias ayuda al mantenimiento de una buena función del colon.

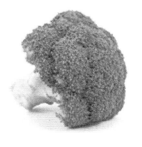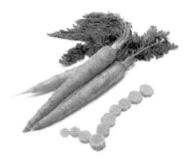

Para evitar la acides trate de evitar los condimentos muy fuertes y la cafeína especialmente durante las horas de la tarde o antes de ir a dormir. Tomar grandes cantidades de agua estimula el buen funcionamiento del intestino así como alimentos altos en fibra como cereales.

Más Sobre Remedios Naturales Para El Colon

La práctica de limpieza del colon es una rutina necesaria para mantener un cuerpo sano y libre de toxinas. Existen varios procedimientos de limpieza que pueden ser realizados por un especialista, sin embargo la gente prefiere tener la opción de tener remedios naturales para el colon al alcance de la mano y en su propia casa. Cualquier persona puede usar remedios caseros para hacerse una sana y frecuente limpieza del intestino y del sistema digestivo.

Las Hierbas Usadas Como Remedios Naturales Para Limpiar El Colon

Existen diferentes clases de hierbas naturales que sirven para la adecuada limpieza del colon de manera efectiva. Estas hierbas naturales vienen en diversas presentaciones como en forma de bebidas o en forma de grageas que pueden ser ingeridas como suplementos a diario. A continuación una lista de las diferentes clases de **remedios naturales para el colon a base de hierbas**:

- Semillas de lino, estas semillas aumentan el movimiento intestinal que ayuda a evacuar adecuadamente los desechos y las heces
- El Jengibre estimula al colon y evita la hinchazón y el sentimiento de llenura
- El Ajo ayuda a reducir los parásitos y a eliminar las toxinas acumuladas en el sistema digestivo
- La hierba de psyllium que tiene reconocidos poderes laxantes para evitar la constipación
- La hoja de aloe también es un excelente laxante para limpiar el intestino
- El bérbero estimula los movimientos y contracciones del colon para expulsar
- El hinojo que ayuda a eliminar mucosa de las paredes del colon

Todos estos son remedios naturales para limpiar el colon que pueden ser usados sin riesgo alguno y sin tener ningún efecto secundario para la salud humana.

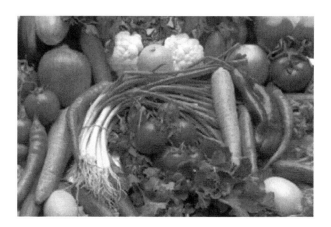

El Uso De Probioticos Como Alternativa De Remedios Naturales Para Limpiar El Colon

Los probitoticos son suplementos naturales que cumplen la función de matar y eliminar bacterias malas y parásitos dentro del intestino así como también ayuda a desarrollar buenas bacterias que son beneficiosas para el organismo. Estos probioticos se pueden encontrar en bananos, en el ajo, en la cebolla y también en suplementos naturales que se pueden tomar por vía oral y que contienen una mayor concentración de los mismos.

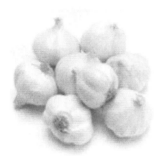 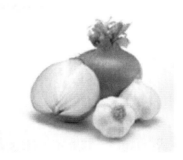

Se pueden preparar sopas caseras a base de vegetales frescos variados para **limpiar el sistema digestivo**. Diferentes variedades de vegetales se pueden usar para este tipo de remedio casero para el colon. Se pueden utilizar zanahorias, la col, alverjas, frijoles, el apio, la cebolla, papas y papaya entre otros muchos más. Un buen tratamiento con este método es tomar estas sopas durante varios días para limpiarse por dentro y mejorar la digestión. Debe tomarse en cuenta que se puede agregar a las sopas unas cucharadas de fibra en polvo y procurar no mezclarla con aceites ni grasas para obtener un resultado óptimo. Sin embargo un contenido ideal de probioticos se puede encontrar también en suplementos o grageas a base de ingredientes naturales pues están en la proporción exacta y constituyen uno de los mejores tratamientos naturales para limpiar el colon.

La Práctica Del Ayuno Como Uno De Los Remedios

Naturales Para Limpiar El Colon

Esta práctica ayuda a los órganos como el hígado y los riñones a limpiarse y a eliminar toxinas del cuerpo. De igual forma ayuda a relajar el cuerpo y al sistema digestivo. Es muy importante no dejar de consumir líquidos y agua durante la práctica del ayuno para no deshidratarse. Jugos de frutas frescas o de vegetales son ideales sin agregar azucares refinados.

Comer Pescado También Ayuda A Limpiar El Colon

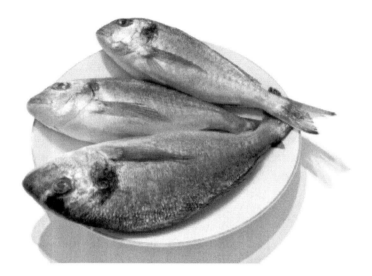

Los **ácidos grasos y el omega 3** presentes en el aceite de pescado ayudan como uno de los remedios naturales para limpiar el colon efectivamente. Así que es buena práctica agregar el pescado como parte de una dieta sana o consumir suplementos que contengan este aceite.

Descubra Cuales son las Mejores Frutas y Verduras Para la Desintoxicación de su Cuerpo Ahora!

Algunas verduras y frutas realmente tienen fuertes **poderes antioxidantes** que las convierten en una gran opción para purificar nuestros sistemas internamente de una forma natural y saludable. **Comer verduras y frutas orgánicas frescas en forma frecuente puede ser usado como una terapia de desintoxicación natural continua, junto con la introducción a sus menús diarios de bebidas como los licuados naturales**.

Nuestros cuerpos están constantemente expuestos a un sinnúmero de sustancias tóxicas que contaminan nuestro medio ambiente. Es esencial que las sustancias nutritivas adecuadas se incorporen en nuestra dieta para fortalecer nuestro sistema inmunológico para **mantener un pH alcalino saludable**. Elija siempre verduras y frutas orgánicas y lávelas con cuidado para asegurarse de eliminar todas las partículas tóxicas.

La siguiente es una lista de las hortalizas y frutos más efectivos en cuanto a poderes desintoxicantes naturales se refiere:

- **Los Espárragos**: esta deliciosa verdura contiene una **sustancia llamada inulina** que promueve la salud del colon de forma natural. También contribuye a mejorar las funciones del sistema digestivo ya sea que usted la consuma en su estado sólido o en forma de licuado verde natural. El consumo de esta saludable hortaliza también **estimula el crecimiento interno de los probióticos**, que son bacterias beneficiosas que hacen que su colon esté saludable y equilibran el balance natural de la flora intestinal.

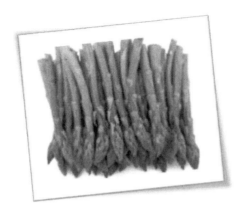

- **Las Alcachofas**: se trata de una maravillosa verdura que apoya y mejora la salud del hígado y de la vesícula biliar. Este potente vegetal de hoja verde contiene una sustancia llamada **cinarina** o **ácido dicafeolquínico** que estimula la producción de bilis natural y eficazmente facilitándole a su sistema la expulsión de las toxinas.

 El consumo de este delicioso vegetal también promueve un sistema digestivo saludable y contiene fibra dietética que hace que sea un alimento natural ideal para mantener una figura delgada.

Este alimento natural verde puede consumirse cocido al vapor o en forma de jugo natural o como ingrediente de sus sopas saludables. **Alimentarse con verduras es una de las formas más saludables para conseguir una gran fuente de antioxidantes**. No se deben sobrecalentar las verduras en su cocción, de esta manera nos aseguramos que los nutrientes y las vitaminas dentro de estas no se pierdan.

La cocción a alta temperatura destruye la mayor parte de los componentes esenciales que son buenos para su salud y para la desintoxicación. Así que es una buena idea invertir en un **vaporizador de verduras** (http://tinyurl.com/vaporizador-deverduras) de buena calidad para disfrutar de sus alimentos verdes sólidos en casa.

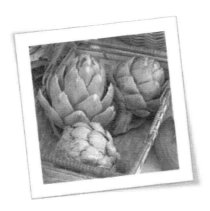

- **Los brotes de brócoli**: este es un excelente alimento natural que tiene poderosas propiedades anticancerígenas. Los brotes de brócoli son aún más poderosos que la planta madura del brócoli. Contiene altas concentraciones de una sustancia anticancerígena llamada **sulforafano**, casi veinte a cincuenta veces más, de hecho, que las cabezas de brócoli maduro. Según algunos estudios científicos serios la aparición de tumores cancerígenos se redujo en un grupo de ratas que consumieron los brotes de brócoli por un periodo de tiempo prolongado. De hecho, numerosos estudios han encontrado efectos beneficiosos del consumo frecuente de estas verduras crucíferas como el brócoli que contienen sulforafano para la prevención del cáncer y su cura natural.

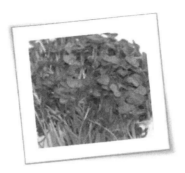

- **La Remolacha**: esta es una verdura **excelente para purificar la sangre**. **Ayuda a eliminar el alcohol de la sangre** y de su sistema. También ayuda a deshacerse de las harinas y los azucares procesados de manera muy eficaz y natural. Esta es una excelente y frondosa hortaliza que se puede usar como ingrediente para ensaladas desintoxicantes naturales.

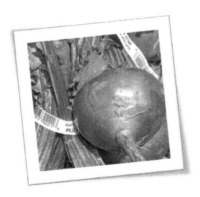

- **La Chlorella**: esta una especie de alga microscópica de agua dulce que es excelente para purificar su sistema y deshacerse de los metales pesados. Contiene clorofila y un montón de vitaminas y nutrientes que ayudan a limpiar todo su sistema. También ayuda a purificar su sistema sanguíneo, **limpia el hígado** y alcaliniza su cuerpo. Ayuda a estimular su sistema inmune natural. Se puede tomar en forma de suplementos naturales o en forma de <u>polvo de Chlorella</u>.

- **El Frijol Mungo**: este alimento natural es excelente para absorber las toxinas de su sistema de forma natural y efectiva. Consumirlo es muy beneficioso para la desintoxicación del hígado.

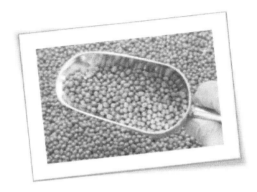

- **El Ajo**: este es un gran desintoxicante de la naturaleza y un **antibiótico natural** que ayuda a limpiar el hígado. Usted puede mezclar dientes de ajo con ensaladas verdes con algunas recetas de jugos naturales o comerlo directamente para obtener todos sus poderes desintoxicantes. Una forma de consumir el ajo de forma agradable es sin duda agregando un o dos dientes de ajo a las recetas de zumos saludables descritas en este libro. El ajo contiene **alicina** y otros componentes antioxidantes que le dan su característico sabor fuerte y picante. Es rico en minerales como el magnesio, hierro, zinc, fosforo, magnesio y cobre lo que lo hacen un ingrediente natural maravilloso para combinar con cualquier receta saludable.

Tiene excelentes poderes antibacterianos y antisépticos, su gran cantidad de azufre le da extraordinarios poderes medicinales.

Es un excelente reductor natural de los niveles de colesterol malo, disminuye los triglicéridos y el ácido úrico y mejora la circulación notablemente previniendo coágulos en la sangre y por ende ataques del corazón. También contribuye a regular la tensión arterial ya que es un vasodilatador natural y muy efectivo. Al consumirlo en forma de jugo es más fácil de digerir y se aprovechan todas sus bondades como prevenir la arteriosclerosis previniendo la formación de placas dentro de las arterias.

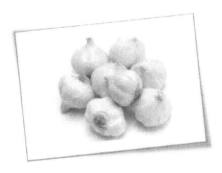

Image courtesy of [Suat Eman] / FreeDigitalPhotos.net

- **El Aguacate**: aunque este se considera técnicamente una fruta, este es un gran alimento verde natural que cuando se consume ayuda a purificar su sistema. Contiene **aceites omega-3** que contribuyen en la prevención de la inflamación crónica, lubricando las paredes intestinales al mismo tiempo. Comerlo con frecuencia también ayuda a su sistema para deshacerse de las toxinas de manera muy eficaz.

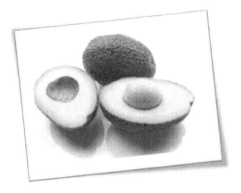

- **La Arugula**: este sabroso vegetal un tanto picante tiene maravillosas propiedades desintoxicantes gracias a los **alcaloides** que contiene. Esta es una verdura crucífera y pertenece a la categoría de los alimentos verdes que protegen el cuerpo contra diferentes tipos de cáncer. Está llena de **antioxidantes, fitoquímicos, minerales y vitaminas**. Estos fitoquímicos de la arugula tienen poderosas propiedades desintoxicantes, **beta-caroteno y zeazanthin**. Estos son poderosos antioxidantes saludables que protegen las células. Es también un vegetal ideal para preparar mezclar con ensaladas saludables, jugos y sopas caseras.

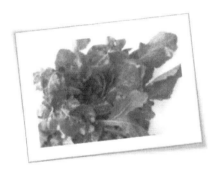

- **Las Manzanas verdes**: las manzanas no sólo son un gran alimento natural lleno de sustancias nutritivas sino que también tienen potentes agentes desintoxicantes y naturales. Las manzanas verdes son excelentes para ser usadas como ingrediente de zumos naturales y de recetas de ensaladas. **De hecho, usted puede seguir un ayuno saludable solo comiendo manzanas verdes y agua durante dos días para eliminar toxinas**. Esto le ayudará a su sistema a eliminar el agua retenida y a vigorizar sus niveles de energía naturalmente, mientras que también **limpia la piel**. Una sustancia llamada **pectina presente en las manzanas** ayuda a eliminar los metales pesados de su sistema.

Un alto nivel de metales pesados en el cuerpo nos hace envejecer antes de lo que deberíamos, debilita nuestro sistema inmunológico y afecta el sistema nervioso central. El medio ambiente contaminado y algunos alimentos procesados ponen estas partículas nocivas dentro nuestros sistemas, es esencial eliminarlas de nuestro cuerpo de una forma natural. **Las manzanas verdes son simplemente geniales para esto**. Otra de las ventajas de comer manzanas verdes es que están llenas de fibra dietética que limpia su colon ayudándole a deshacerse del exceso de peso de forma natural y efectiva en corto tiempo.

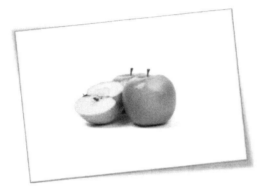

- **La Papaya**: esta jugosa y deliciosa fruta también es ideal para desintoxicar su cuerpo gracias a sus **poderosas enzimas**. Al incluir esta fruta en su dieta su sistema digestivo funciona mejor y la eliminación de toxinas y material de desecho de las paredes del colon se hace de una manera natural y eficaz. La gran cantidad de nutrientes presentes en el interior de la papaya le dan un brillo natural a su piel y la hacen lucir más joven. Este también es un gran fruto para ser mezclado con algunos zumos caseros dándoles un sabor dulce natural o simplemente para comerla en su forma natural en cualquier momento del día combatiendo el estreñimiento al mismo tiempo.

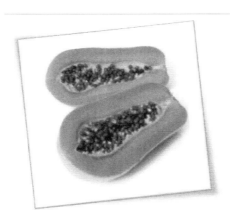

- **El Limón**: esta deliciosa fruta puede añadirle un poco de sabor cítrico a la mayoría de sus platos saludables y ensaladas, así como a sus jugos naturales y contiene fibra dietética soluble además de pectina que contribuyen a la limpieza natural del cuerpo.

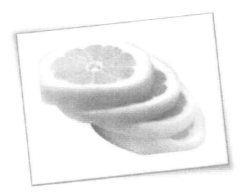

- **La Toronja Roja**: es una fruta **excelente para eliminar rastros de drogas** y medicamentos de su sistema. Es rica en una sustancia llamada **licopeno** que ayuda a limpiar la piel dándole un aspecto mucho más joven y saludable.

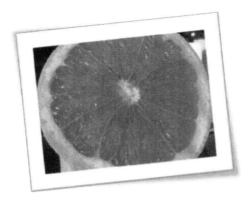

- **El Jengibre**: el consumo de jengibre **estimula la circulación sanguínea** y promueve una digestión adecuada y fluida haciendo de este otro gran alimento de desintoxicación de su cuerpo de forma natural. También tiene **fuertes poderes anti-inflamatorios**.

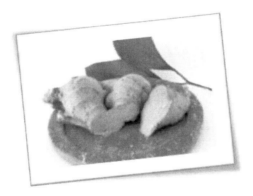

- **El Perejil**: esta es una de las principales fuentes de clorofila y es una **excelente hortaliza para limpiar el hígado, la sangre y los riñones**. Se puede mezclar con las comidas dándoles un sabor natural. Dentro de los poderes del perejil están: eliminar la retención de agua del cuerpo, elimina el mal aliento, es un maravilloso antioxidante ya que contiene flavonoides y vitamina C, tiene propiedades anti-inflamatorias y es bueno para combatir la artritis.

También **contiene beta-caroteno** que es otro antioxidante esencial ayudando a prevenir la ateroesclerosis, el cáncer del colon y la diabetes. Lo puede mezclar con sus ensaladas saludables, con sopas y también como ingrediente de algunas recetas de zumos saludables como las que se describen en este libro.

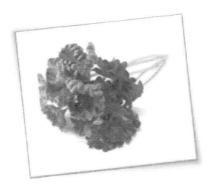

Image courtesy of [Grant Cochrane] / FreeDigitalPhotos.

En términos generales las verduras de hoja verde como la col rizada, las espinacas, la acelga suiza, el repollo y la lechuga iceberg, son excelentes para la desintoxicación del organismo ya que son ricas en minerales esenciales y tienen fuertes propiedades alcalinizantes.

Remedios Caseros Para La Buena Digestión

Como mejores remedios caseros para la digestión están:

- Tomar medio vaso de jugo de piña después de las comidas para ayudar a digerir los alimentos más fácilmente.
- Para combatir la indigestión también es bueno mezclar jugo de limón, miel y polvo de jengibre en una taza de agua tibia y beberla una vez por día.
- Comer uvas también es una excelente forma natural de mantener el estómago en buen funcionamiento.

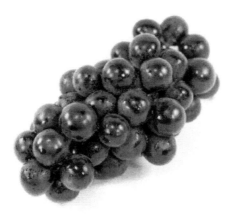

- Para desintoxicar el cuerpo es muy bueno tomar jugos ácidos ya que combaten las malas bacterias dentro del sistema digestivo. Es bueno mezclar una cucharada de jugo de limón con agua caliente y beberla antes de la comida.
- Las frutas cítricas como la naranja también ayudan a la digestión ya que contienen **vitamina C** y aportan nutrientes al sistema digestivo.
- Mezclar bicarbonato de sodio con agua para mejorar la digestión.

- Mezclar semillas de cardamomo junto con jengibre, clavos y cilantro es uno de los mejores remedios caseros para la digestión.
- Las hojas de menta o el té de menta también ayudan a tener un mejor funcionamiento del aparato digestivo en general.
- Mezclar semillas de comino en agua y beberla.

Un consejo fundamental para **mejorar la digestión** es **consumir más fibras naturales**. El cuerpo necesita desintoxicarse y sacar de su interior todos los residuos tóxicos que lo están contaminando. Sin embargo hay que tener cuidado de no ingerir más fibra de la indicada pues el cuerpo necesita entre 30 y cuarenta gramos de esta al día. Hay alimentos que contienen la fibra como las fresas, el albaricoque, las ciruelas y los cereales integrales.

Remedios Caseros Para el Colon y Remedios Para La Constipación

Mientras más permanezcan desechos tóxicos dentro del intestino grueso más difícil será evacuarlos y se presenta lo que se conoce como constipación o estreñimiento. El movimiento normal del intestino debe ser fluido y no debe presentarse dolor ni molestias al expulsar las heces. Existen remedios caseros para el colon que son naturales así como remedios para la constipación.

El tratamiento de limpieza de colon natural normalmente utiliza hierbas naturales que son ingeridas normalmente en forma de capsulas que contienen todos los ingredientes necesarios para realizar esta tarea. El efecto que estos remedios de tipo casero tienen dentro del intestino es aflojar la masa de desechos que se acumula dentro de las paredes intestinales a manera de suaves laxantes. La combinación del consumo de fibras naturales junto con las cantidades apropiadas de hierbas naturales y agua hacen que la evacuación sea más frecuente y se constituyen en uno de los mejores **remedios para la constipación** del colon.

Existen por supuesto en el mercado las combinación exactas de este tipo de suplementos que aunque se pueden preparar en casa toman mucho más tiempo y a veces no son tan efectivos como los tratamientos que vienen en capsulas digestivas naturales. Una combinación de una dieta alta en fibra, muchas frutas frescas (preferir las frutas orgánicas), mucha agua y este tipo de suplementos con contenido alto de probioticos hará que sea posible tener un buen sistema digestivo y un alivio de la constipación.

La hidroterapia es otro método de irrigación del colon. Este tipo de práctica se hace inyectando agua directamente por vial rectal para lograr expulsar todos los desechos tóxicos acumulados en las paredes intestinales. Aunque este es un método que se puede adoptar como remedio casero para limpiar el colon es aconsejable hacerlo con un especialista en la materia. Esta forma es muy efectiva para soltar de las paredes del intestino todas las toxinas que se han acumulado allí durante años y luego adoptar un método de mantenimiento de limpieza del colon a base de **patillas naturales** (http://tinyurl.com/suplemento-de-fibra).

Algunos laxantes se consiguen también en las farmacias sin embargo el consumo de este tipo de remedios no es nada aconsejable por su contenido de químicos que a la larga serán perjudiciales para la salud. Lo importante es adoptar un método que se pueda hacer de manera frecuente y sin efectos secundarios para la salud humana. Estos laxantes tipo farmacia hacen que el intestino se contraiga forzadamente y pueden causar también deshidratación.

Que Hacer Para Limpiar El Organismo De Toxinas Naturalmente

Podemos encontrar diferentes alternativas naturales de cómo limpiar nuestro cuerpo en su interior y lograr una mejor salud y estado físico en general. Esto se logra purificándonos por dentro limpiando todo el sistema digestivo. Los nutrientes que ingresan a la sangre y que aportan las vitaminas y minerales a las células del cuerpo pasan a través del colon y del tracto digestivo. Es primordial aportar los agentes de limpieza naturales necesarios para que este sistema funcione bien y pueda dar paso a los nutrientes necesarios para nuestro cuerpo.

La alimentación es parte importantísima para limpiar el organismo de toxinas. Todo lo que comemos y bebemos va a dar a nuestro sistema digestivo y puede tener efectos positivos o muy dañinos para nuestro cuerpo y nuestro bienestar. Nuestro cuerpo es una ingeniosa máquina que trabaja constantemente pero que requiere de un buen trato y mantenimiento periódico. **Entre menos toxinas haya en nuestra sangre más efectivo será el transporte de nutrientes a todo el cuerpo**.

Es imperativo dejar de comer el tipo de comidas que se encuentran en las cadenas de comidas rápidas y tantos alimentos procesados para notar un cambio drástico en nuestra salud general. Incluir diariamente muchos vegetales en nuestra dieta es un paso firme hacia la desintoxicación del organismo. Los vegetales aportan las fibras naturales necesarias para **limpiar el colon** y para tener una buena digestión. Un tracto intestinal limpio hará más fácil que fluyan hacia el exterior residuos tóxicos que de otra manera permanecerían adheridos a las paredes del colon.

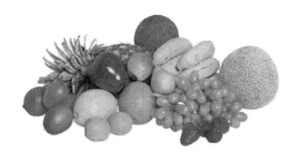

Porque La Limpieza Del Colon Es Tan Importante Para Bajar De Peso

Nuestro cuerpo está siendo atacado por un sinnúmero de contaminantes diariamente como el humo de los autos, pesticidas, las grasas de los alimentos procesados y los alimentos fritos, químicos en las sodas que bebemos e incluso medicinas que contienen químicos.

Es necesario darle a su cuerpo un descanso, un tratamiento completo de desintoxicación que le ayude a sacar y a eliminar todos esos contaminantes que han entrado en su sistema haciéndolo lucir poco saludable y más gordo. **Se estima según estudios que puede haber alojadas dentro del tracto digestivo varias libras de sobrepeso compuestas de toxinas y residuos de gasas**. Estos residuos permanecen allí dentro de nuestro sistema causando obesidad y exponiéndonos a diferentes enfermedades. El problema con estas toxinas acumuladas en las paredes del colon es que obstruyen el paso de sustentos y vitaminas esenciales para la buena salud y para nuestra nutrición. La idea de una limpieza del colon es la de restaurar la salud del sistema digestivo haciendo que este sea capaz de evacuar todos los desechos de toxinas y grasas eliminando así el sobrepeso mejorando nuestra energía.

La limpieza de colon es una gran manera de desintoxicar y limpiar las toxinas de su sistema. La idea es que entre en armonía con su cuerpo dándole un mantenimiento adecuado y frecuente a su sistema digestivo. Varios beneficios se obtienen al hacer una limpieza de colon además del beneficio de eliminar grasas y **bajar de peso más fácilmente**. Con una limpieza de colon logrará tener más energía ya que entraran con facilidad a sus células por el torrente sanguíneo todas las vitaminas y minerales que su cuerpo requiere para estar fuerte y activo. Otro beneficio es el de sentirse revitalizado y aumentar la longevidad ya que al expulsar toxinas del cuerpo evita los riesgos de cáncer y mejora su salud.

Se puede decir que la limpieza intestinal es el complemento ideal de una buena dieta basada en alimentos naturales como vegetales y frutas. De nada sirve sobrecargar un sistema que está sucio y sin mantenimiento, se necesita primero adoptar algún tipo de **tratamiento natural para limpiar el colon** y de esta manera abrir el camino para bajar de peso más rápidamente.

Nuestro cuerpo necesita fibra natural para expulsar toxinas y hacer más fácil el movimiento intestinal y la evacuación de las heces. Algunos alimentos como el brócoli, las manzanas, las fresas y los cereales integrales tienen fibra pero no es en unas cantidades muy grandes (**ver tabla de fibra en los alimentos más adelante en este libro**).

 Para sustentar la ingesta de una buena proporción de fibra natural en el cuerpo están los complementos naturales que son fabricados a base de compuestos de hierbas naturales que tienen muchísimo mayor contenido de fibra. Recuerde siempre que beber mucha agua es el complemento ideal de cualquier dieta o tratamiento para adelgazar.

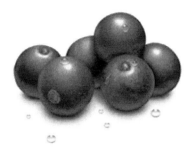

Para Que Sirve El Acai Berry – Descubra Como Es Bueno Para Casi Todo

Si hablamos de las bondades que el acai tiene para la salud estas son muchas. Este es uno de los frutos más saludables descubiertos en años. Esta pequeña uva negra que se obtiene de una palmera en forma de fruta tiene múltiples cualidades cuando es ingerida y entra al organismo humano. Tal vez una de las más reconocidas propiedades del **acai berry** es el enorme efecto que tiene sobre el cuerpo para reducir de peso y eliminar grasas naturalmente. Además de mejorar la salud general del cuerpo, el acai **ayuda a aumentar considerablemente el metabolismo**. Sirve **para aumentar la energía corporal**, para limpiar el sistema digestivo y hasta **reduce el riesgo de que se produzca cáncer en las células ya que desintoxica el organismo**.

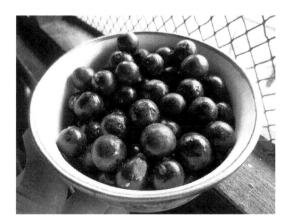

Dentro de las alternativas de medicina natural el **acai berry** se sitúa como una de las mejores opciones para ser consumida sin efectos secundarios por cualquier persona a cualquier edad. Ha sido reconocida ampliamente esta fruta exótica en los mayores medios publicitarios debido a sus beneficios comprobados por diferentes estudios internacionales. El acai puede conseguirse en diferentes presentaciones pero tal vez una de las más convenientes y más fáciles de ingerir es en forma de **suplementos naturales** en forma de grageas. Estas contienen fibras naturales además de todos los componentes que hacen que el acai sea tan efectivo. Al ser naturales no tienen ningún efecto nocivo para el cuerpo humano.

Los **antioxidantes** que contiene esta uva sirven para rejuvenecer las células y mejorar la condición de la piel en general. Los antioxidantes ayudan a impedir el cáncer y es en esta fruta tropical en donde en mayores proporciones los conseguimos en la naturaleza. Si se está preguntando para que más pueda servir el acai, la respuesta es para **quemar grasas y desintoxicar el cuerpo**. Es increíble el efecto que tiene esta poderosa fruta para combatir la obesidad y aumentar la energía del cuerpo.

Otros beneficios adicionales del acai berry son que **mejora la vista**, ayudan a limpiar el colon y son un excelente **suplemento dietético** que se puede consumir diariamente para mejorar el estilo de vida y la salud general. En su presentación de capsulas este maravilloso fruto es más efectivo ya que concentra todo el extracto de la uva y todos sus nutrientes son preservados. Los mejores tratamientos con suplementos a base de acai no contienen aditivos ni ingredientes artificiales que perjudiquen la salud.

Mantener Un Colon Limpio Para Eliminar Grasas Del Abdomen y Desintoxicar El Cuerpo

Digerir bien los alimentos es primordial para que se expulsen del cuerpo toxinas y también sean asimilados de manera eficiente los nutrientes necesarios para tener una buena salud y energía. Muchos de los alimentos de hoy en día están llenos de aditivos e ingredientes artificiales generan una acumulación insalubre dentro del intestino. Si estas toxinas no se eliminan empiezan a envenenar el cuerpo y a generar obesidad, trastornos del sistema digestivo y otros problemas graves de salud.

Es aconsejable hacerse una limpieza profunda de colon al menos una vez al año pero para mantener un colon limpio y sano y un sistema digestivo que elimine grasas de manera eficiente es necesario adoptar un tratamiento que pueda tomarse diariamente y sin consecuencias negativas para la salud. Los mejores tratamientos son a base de hierbas naturales y tienen mucha más fibra de la que se puede conseguir comiendo cualquier tipo de alimento.

Hay sin embargo productos como el Digest It que están diseñados específicamente para desintoxicar el cuerpo, eliminar grasas y aumentar la energía. Productos con ingredientes naturales como el **Digest It** (http://tinyurl.com/suplemento-de-fibra) han sido objeto de varios estudios realizados por especialistas que han comprobado su efectividad como un suplemento confiable para eliminar peso y la retención de agua. Este compuesto natural tiene como característica fundamental que ayuda a limpiar todo el sistema digestivo haciendo que se evacue del cuerpo esa masa de toxinas que se ha adherido a las paredes intestinales por largo tiempo.

Este limpiador de colon trabaja para crear una digestión más fluida. Una ventaja de este complemento natural es que no requiere prescripción médica ya que sus ingredientes son 100% naturales. Estas grageas contienen más probioticos que los que se encuentran en el yogurt. Con un **sistema digestivo desintoxicado** y un colon limpio el cuerpo elimina el sobre peso más fácilmente y la zona del abdomen luce delgada y plana en poco tiempo.

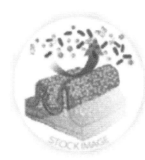

¿Por qué añadir Probióticos?

El envejecimiento, la dieta, el estrés, los viajes, y ciertos medicamentos pueden alterar el equilibrio natural de nuestro sistema digestivo. Los probióticos son bacterias "amistosas" que promueven una flora digestiva sana, para apoyar la digestión sana. De hecho, la palabra "probiótico" significa "de por vida".

Los Suplementos a Base de Probioticos Ayudan a Guardar El Balance de la Flora Intestinal

La flora intestinal recibe ayuda de parte de los probioticos en el proceso de regenerarse. Los especialistas naturistas suelen recomendar el uso de agregados con buen contenido de probioticos para ayudar a la flora intestinal a repararse. El consumo de estos mejora el estado del sistema inmunológico también. La flora intestinal se compone de una serie de micro organismos vivos que causan beneficio dentro del intestino. Dentro de los grandes beneficios de los probioticos están el que ayudan a controlar el balance de las bacterias buenas dentro del tracto intestinal. Este balance sano se consigue también con una buena alimentación y otros diferentes factores. Por ejemplo el uso de alcohol, el estrés, el uso de substancias toxicas y los antibióticos dañan el delicado balance de la flora intestinal.

Al dañarse este delicado balance se disminuye el número de buenas bacterias dentro del intestino dando paso a que las malas bacterias aumenten afectándose la salud. Es por esto que es fundamental incluir la toma de **complementos con contenido de probioticos** para mejorar este balance y la salud en general.

Como parte de un saludable estilo de vida también se deben hacer cambios en los hábitos alimenticos consumiendo mucha más fibra dietética soluble y mayores cantidades de líquidos sobre todo agua y jugos de frutas o también licuados y sopas a base de vegetales. La **limpieza del colon** es parte clave de un buen mantenimiento del organismo y de la buena salud.

Esta es una buena manera de incrementar la energía, tener un mejor estilo de vida y alcanzar un bienestar general. El cuidado del sistema digestivo es muy importante y debe tenerse como una rutina diaria para sentirse siempre bien.

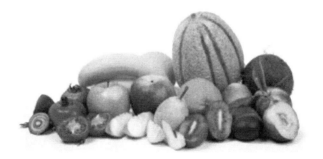

Los Órganos Que Intervienen En La Digestión

El cuerpo humano cuenta con órganos vitales que son importantísimos para lograr mantenerse limpio por dentro y para mantenerse sano. Sin embargo la saturación de comidas toxicas hace que este sistema no logre siempre su buen desempeño. Para saber qué sistema de desintoxicación es el más apropiado para el organismo es necesario primero conocer cuáles son las funciones de los diferentes órganos que intervienen en toda esta tarea. Los órganos que intervienen y componen todo este sistema son los riñones, el colon, el hígado, los pulmones e incluso la piel.

La piel: esta cumple una función muy importante de eliminación de toxinas por medio de la sudoración. Es el órgano más extenso del cuerpo humano ayudando a eliminar hasta dos libras de desechos tóxicos diario con el sudor. El ejercicio estimula esta actividad de este importante órgano del cuerpo, sudar es muy bueno para limpiar el organismo y para mantener una buena salud.

El colon: este puede ser considerado como el sistema de plomería del cuerpo humano. Este se compone del intestino y del recto. La tarea principal del colon es la de eliminar los desechos tóxicos y de absorber todos los nutrientes necesarios para que la sangre los transporte a todo el cuerpo y las células. Un colon que no está trabajando bien permite que ingresen al torrente sanguíneo elementos tóxicos que causan diversas enfermedades.

Los riñones: estos se encargan de mantener el balance químico de la sangre en niveles adecuados. Luego descargan por la orina los desechos tóxicos que ha sido eliminados.

Este sistema se ve exigido con frecuencia debido al exceso de toxinas que ingresan al cuerpo por consumo de bebidas como gaseosas y jugos procesados con colorantes. El excesivo consumo de alcohol también exige a los riñones así como la cafeína. Ayudar a los riñones a limpiarse naturalmente es una necesidad imperiosa, para esto es ideal el consumo de mucha agua durante el día.

El hígado: es sin duda el órgano más importante y de mayor tamaño dentro de todo el sistema. Esta localizado en la parte superior derecha de la cavidad abdominal. El hígado **se ocupa de purificar la sangre como un gran filtro** que a la vez actúa como contenedor de nutrientes y controla los niveles de azúcar en la sangre.

Este crucial órgano humano también se ocupa de aproximadamente el 80% de la producción de colesterol del organismo. Este ayuda a disolver las grasas y a la expulsión de toxinas de la sangre. Es por esto que es imprescindible una rutina de mantenimiento de todo el sistema digestivo.

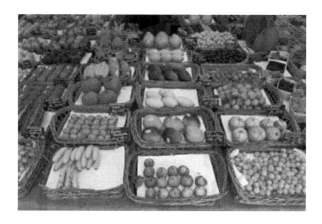

Los 10 Mejores Alimentos Para Reducir El Colesterol

Estos son algunos de los mejores **alimentos para reducir el colesterol de forma natural:**

1. **Comer manzanas:** las manzanas contienen pectina que es una fibra soluble que ayuda a bajar el colesterol de nuestro sistema. También contiene poderosos anti oxidantes que ayudan a eliminar el colesterol malo.

2. **El arroz integral:** el arroz integral es alto en contenido de fibra y ayuda a bajar el colesterol, se puede combinar con el frijol aportando así proteína y vitaminas al cuerpo.
3. **Los frijoles:** estos son una maravillosa fuente de fibra soluble y son altos en proteínas vegetales. Pueden ser un excelente remplazo de la proteína de la carne roja que contiene un alto de grasas saturadas que aumentan el colesterol malo en la sangre.
4. **Comer ajo:** según estudios realizados se ha demostrado que el ajo alivia ciertos trastornos digestivos y reduce el colesterol en la sangre. El ajo también ayuda a eliminar parásitos y bacterias del sistema digestivo.
5. **Las uvas:** las uvas especialmente la uva oscura que contiene más antioxidantes. Un ejemplo es la uva del **Acai Berry** que tiene altísimos contenido de fibra y anti oxidantes para bajar el colesterol. La uva contiene flavonoides que actúan mejorando la circulación y disminuyendo el colesterol malo.
6. **La avena:** su alto contenido de fibra soluble reduce el colesterol malo. Es bueno consumir al menos una tasa de avena al día para ayudar a bajar el colesterol.
7. **Los productos a base de soya:** dentro de la soya están las isoflavonas y la fibra soluble. Las isoflavonas actúan como hormonas humanas para reducir el colesterol.
8. **El salmón:** el salmón contiene omega 3, proteínas y ácidos grasos. Estos componentes tienen un favorable efecto cardiovascular en el organismo. Es recomendado por la asociación americana de la salud incluir al menos dos porciones de pescado a la semana en su dieta (atún, sardinas, salmón, arenques).
9. **Las nueces:** son ricas en ácidos grasos poli insaturados que reducen significativamente el colesterol de la sangre. También ayudan a mantener los vasos sanguíneos sanos.
10. **La canela:** una cucharadita diaria de canela reduce los triglicéridos en la sangre y ayuda significativamente a disminuir los niveles de azúcar en personas con diabetes.

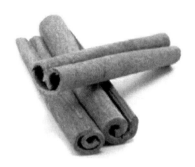

Limpieza Intestinal – ¿Es Esta Práctica Realmente Necesaria Para Desintoxicar el Cuerpo?

A la pregunta si es buena en realidad una limpieza periódica del sistema digestivo para desintoxicar el cuerpo, diferentes estudios científicos han demostrado que si lo es. Con el tiempo la tendencia que se registra es la de una acumulación de toxinas en el intestino y en las paredes del colon afectando de manera perjudicial la salud y causando una serie de molestos síntomas.

Existen dos métodos de **limpiar el colon** ya sea ingiriendo algunos anexos concentrados que ayudan naturalmente a deshacerse de toxinas usados de manera frecuente o el método del lavado intestinal. El problema con este último es que es una técnica invasiva de irrigación del conducto intestinal lo que puede servir pero no deja de ser muy incómodo y no se puede realizar periódicamente de manera fácil ya que requiere la ayuda de un especialista.

El objetivo de estos tratamientos es el de expulsar todas las toxinas y residuos que están adheridos a las paredes del colon y a la larga pueden causar enfermedades graves como la diverticulitis. Los divertículos son pequeñas cavidades que están a lo largo del intestino en forma de orificios donde se acumulan residuos tóxicos sino se realiza una adecuada limpieza rutinaria del colon. Esta tipo de afección como la diverticulitis se presenta sobre todo por los malos hábitos de alimentación y dietas con alto contenido de grasas y es más notorio en personas mayores. La diverticulitis es una infección y puede tornarse en algo grave sino se toman precauciones.

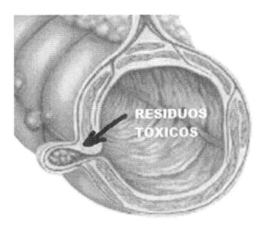

Diferentes formas de productos naturales están disponibles en el mercado pero tal vez las más aconsejables se presentan en forma de comprimidos de concentrados de hierbas naturales mezclados en proporciones exactas para lograr el objetivo de expulsar los residuos tóxicos no deseados de las paredes intestinales. Algunos de estos compuestos actúan como laxativos naturales que tomados con frecuencia cumplen muy bien esta tarea de **limpieza intestinal**.

En conclusión se puede decir que si es realmente necesaria una limpieza intestinal periódica para mantener un buen nivel de bienestar y salud y así evitar molestias como las del el **colon inflamado** y la posible presencia de cáncer del colon y otras enfermedades.

Limpiar el Colon Para Evitar el Estreñimiento

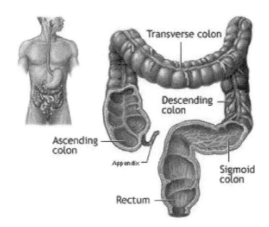

Cuando se siente pesado, con inflamación estomacal, gases y cansancio excesivo es porque probablemente su sistema digestivo necesita un mantenimiento. A la dificultad para hacer deposiciones se le conoce como **estreñimiento o constipación**. Esta se presenta cuando el cuerpo y el sistema digestivo están saturados de toxinas como hemos visto antes y no fluyen naturalmente los movimientos intestinales ni las heces. **Las dietas pesadas de hoy en día compuestas principalmente por alimentos muy procesados saturan y exigen el sistema digestivo al máximo**. Los dulces, los carbohidratos y en general las comidas rápidas hacen más difícil la digestión y son poco saludables para su dieta y su bienestar general.

Es por esto que se hace imperioso limpiar el colon para evitar el estreñimiento o para tratar la constipación una vez que se tiene este problema.

Si el sistema digestivo y el colon no se limpian adecuadamente, las toxinas se acumulan tanto que **el hígado se sobrecarga** y los riñones también se ven afectados. Evite que esto le suceda a su organismo con una limpieza de colon para evitar el estreñimiento. Instituir un tratamiento de mantenimiento del sistema digestivo y de limpieza del colon puede ser algo simple si se recurre a una dieta adecuada y el apoyo con complementos naturales.

El cuerpo necesita fibra para poderse limpiar internamente. Para **eliminar los síntomas del estreñimiento** se debe tener un programa de desintoxicación adecuado que incluye las fibras naturales que nos ayudan a expulsar las toxinas del organismo. Problemas como el del colon irritable se pueden evitar con una dieta alta en fibra natural.

La limpieza del colon también puede disminuir las reacciones alérgicas y fortalecer nuestro sistema inmunológico. Esto se debe a que el sistema inmunológico ya no tiene que luchar para combatir las toxinas y los parásitos. Beneficios como la perdida de grasas, la eliminación de parásitos y de toxinas se obtienen como resultado de una **limpieza del intestino**.

Una dieta alta en fibra con alto contenido de vegetales verdes, frutas y mucha agua es lo mejor para limpiar su sistema digestivo y para prevenir la constipación. No solo se debe limpiar el colon para evitar el estreñimiento sino que también se debe hacer para evitar el riesgo de cáncer intestinal, para mejorar el estado de nuestra salud en general y mejorar el aspecto de la piel.

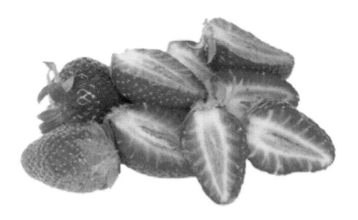

La Mejor Dieta Para Desintoxicar El Cuerpo

Aunque las dietas de desintoxicación no están destinadas a curar enfermedades especificas si nos ayudan a prevenir muchas de ellas y a mejorar nuestra salud en general. El primer paso para implementar una buena **dieta para desintoxicar el cuerpo** es suprimir completamente de nuestro menú diario los **alimentos muy tratados con químicos** (http://tinyurl.com/video-alimentos-procesados), los fritos y los azucares como hemos visto antes. Existen varios métodos naturales de desintoxicación a base de frutas y de vegetales, a continuación algunos de estos métodos:

1. La dieta de la limonada para limpiar el organismo, esta consiste en tomar solo limonada durante un periodo de tiempo para eliminar parásitos y para limpiar el sistema digestivo.
2. El ayuno con base en el consumo de jugos naturales: este consiste en el consumo de jugos de frutas frescas y jugos de vegetales como el **jugo de remolacha** para limpiar el organismo de toxinas.
3. Tomar batidos de frutas en ayuno y puré a base de vegetales o sopas de vegetales naturales y

batidos verdes.

4. Programas de desintoxicación a base de complementos naturales que contengan fibra dietética natural soluble para limpiar todo el sistema digestivo y para bajar de peso. Algunos suplementos como el **Acai Berry** (http://tinyurl.com/acai-berry-suplemento) sirven para desintoxicar el cuerpo de forma natural y adelgazar fácilmente.

5. Consumir alimentos crudos o medio crudos como carnes hervidas con sopas suaves para ayudar a limpiar el sistema digestivo.

Otras **dietas para desintoxicar el cuerpo** pueden incluir el consumo de solo arroz integral durante un corto periodo de tiempo, puede ser durante una semana combinado con una dieta de frutas frescas orgánicas para limpiar el organismo de toxinas. El arroz integral también aporta fibra natural que barre las paredes del colon limpiándolas de impurezas y desechos tóxicos.

El objetivo de estas dietas de limpieza del organismo es el de mover el sistema digestivo eliminando toxinas y parásitos sin que haya efectos dañinos para nuestra salud. Al mejorar el movimiento del sistema digestivo se evacuan más fácilmente las heces y los desechos que están adheridos a las paredes intestinales y que contaminan nuestro cuerpo causándole enfermedades como el cáncer de colon. Se trata de hacer siempre un **tratamiento natural preventivo** para que nuestro cuerpo este con energía y libre de toxinas.

Es importante incrementar el número de movimientos del intestino para eliminar más toxinas y esto se logra con una buena **dieta para desintoxicar el cuerpo** que contenga fibra dietética natural que nos ayude a expulsar grasas y parásitos.

Siempre con cualquier rutina de limpieza del organismo debemos consumir muy buena cantidad de agua y este es un factor que se debe reiterar siempre para mantener hidratado el tracto digestivo y para mejorar la evacuación de desechos tóxicos del organismo y evitar la deshidratación en general.

Cuál es la Diferencia Entre los Alimentos Procesados y Los Alimentos Orgánicos

Para que los alimentos sean considerados orgánicos deben ser hechos y cultivados en un 95% a partir de productos naturales. Esto quiere decir que la tierra en la que han crecido estos alimentos, sus semillas y el agua con el que han sido regados no deben haber recibido hormonas, ni alteraciones químicas, ni pesticidas. La agricultura de nuestros ancestros puede ser descrita como orgánica porque no había productos químicos sintéticos y no se añadían productos químicos a los productos alimenticios. Actualmente en países como Estados Unidos, Canadá y Japón los agricultores y productores de alimentos deben obtener una certificación para ser considerados orgánicos siguiendo procesos que no incluyan la manipulación con pesticidas ni cambios hormonales o sintéticos.

Los alimentos procesados contienen productos químicos sintéticos para mejorar el sabor artificialmente y también estos son agregados para darles a estos alimentos una vida útil más larga, esto es muy malo para el cuerpo humano. Se mezclan diferentes productos y materiales sintéticos y químicos con el ánimo de darle a estos alimentos diferentes tipos de apariencias físicas como color y sabor transformando completamente su naturaleza orgánica y a la vez anulando muchos de los nutrientes que esta comida debería tener.

Este es el caso de algunos embutidos que contienen una cantidad de aditivos químicos como colorantes artificiales, condimentos y hormonas para hacerlos más atractivos y más duraderos. Fue en el siglo 19 y 20 donde este tipo de alimentos como los enlatados ganaron popularidad especialmente tras haberse desarrollado su uso para fines de alimentar tropas en el campo militar. Luego se fueron popularizando en las cadenas de supermercados como hoy las conocemos. **Estas comidas procesadas tienen un valor nutritivo reducido y han sido objeto de manipulaciones y procesos industriales que traen peligros para la salud e intoxican el cuerpo**.

Con los alimentos procesados también vienen las grasas procesadas que llevan a la obesidad y puede causar problemas de colesterol alto e incluso problemas cardíacos. **El problema con los alimentos procesados es que todos los productos químicos que se han inyectado en estos también están ingresando al cuerpo de quien los consume**, y los efectos nocivos de todos estos productos químicos son innumerables. Problemas como el cáncer de colon, gases, enfermedades de la piel, obesidad, falta de energía y otros pueden ser atribuidos al exceso del consumo de estos llamados "alimentos". **Siempre prefiera una las comidas orgánicas para aprovechar el verdadero valor nutritivo de los alimentos y para no contaminar su cuerpo con químicos**.

La mayoría de la gente quiere comer sano, el problema es que muchos no tienen idea de cómo hacerlo. Peor aún muchas de las personas que piensan que están comiendo una dieta saludable, de hecho no lo están haciendo. La razón principal de esto es que muchos de los alimentos que están etiquetados como bajos en grasa o altos en nutrientes en realidad no son verdaderamente buenos para nosotros. **El problema es que nuestros cuerpos no están diseñados para manejar los alimentos procesados**.

El problema con los alimentos procesados es que nuestros cuerpos no fueron diseñados realmente para comerlos. Ellos son el resultado de prácticas agrícolas modernas que los han manipulado de tal forma que pierden su valor nutricional natural. Es cierto que la agricultura ha hecho posible el desarrollo de la civilización moderna pero en el fondo nuestros cuerpos no han evolucionado para ser tratados como maquinas procesadoras de alimentos. Nuestros cuerpos funcionan mejor con alimentos que se producen naturalmente.

VIDEO RECOMENDADO:

(**http://tinyurl.com/comidas-procesadas**)

En los últimos años, las dietas bajas en carbohidratos se han popularizado y la razón es que nuestros cuerpos no fueron diseñados para comer hidratos de carbono. No podemos vivir sin proteínas o grasas, pero no tenemos necesidad de hidratos de carbono. La razón de esto es que nuestros antepasados tenían un acceso limitado a ellos. Las dietas bajas en carbohidratos tienden a girar alrededor de comer carnes y verduras, exactamente el tipo de cosas que nuestros antepasados habrían sido capaces de encontrar en la naturaleza en los días previos a la agricultura.

El otro problema con los alimentos procesados es que en la mayoría de los casos, el procesamiento utilizado acaba con gran parte del valor nutricional que ofrecen. Aún peor por lo general hay otras cosas como azúcar, antibióticos, colorantes, saborizantes o sal añadida para mejorar el sabor o aumentar la vida útil de estos. El resultado es que los alimentos procesados no sólo no nos dan toda la nutrición que necesitan nuestros cuerpos necesitan sino que en realidad nos están haciendo daño.

La mayoría de la gente come alimentos procesados porque son muy convenientes y se encuentran fácilmente y por todas partes. Uno de los aspectos positivos de la moda de las dietas bajas en carbohidratos es que han hecho los alimentos no elaborados mucho más accesibles. Existen hoy en día tiendas que ofrecen una opción de alimentos organicos y esta tendencia está creciendo. **Si queremos estar saludables una de las claves es empezar a**

comer de la manera que lo hicieron nuestros antepasados, es la forma en que nuestro cuerpo fue diseñado para trabajar. Una de las mejores maneras de lograr esto como lo hemos visto a lo largo de este libro es comer muchas más **frutas y verduras**, carnes magras y cereales integrales y hacer a un lado los azucares refinados y las comidas procesadas para desintoxicar el cuerpo.

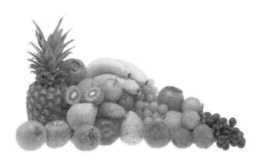

¿Por qué mantenerse alejado del consumo de los azúcares refinados? Una visión sobre los efectos nocivos de este elemento tan común y toxico para su salud

El azúcar sin refinar es de color marrón y se refina para obtener el azúcar blanco o refinado de mesa con el que todos estamos familiarizados. El refinamiento consiste en lavar el azúcar en bruto utilizando un proceso llamado afinación. Después de la afinación, el azúcar es más limpio, pero todavía tiene el color, goma y resinas, y otros sólidos. En este proceso de transformación industrial se utilizan ácidos como el ácido sulfúrico que deja residuos de sulfitos y bisulfitos perjudiciales para la salud del ser humano. En realidad ese azúcar de color blanco inmaculado al que estamos acostumbrados no es más que un veneno al que culturalmente nos hemos acostumbrado pero que destruye nuestra salud. Este tipo de endulzante tan popular no es más que sacarosa sintetizada de forma artificial. Es un elemento completamente vacío que endulza nuestros alimentos de forma artificial pero sin ningún valor nutritivo, no contiene vitaminas ni minerales y lo que es peor su consumo crea una falsa sensación de saciedad y llenura.

Al sentirse "satisfecho" con el consumo de azúcar refinado nuestro cuerpo pierde el deseo por el consumo de alimentos naturales como las frutas y las verduras que si nos aportan importantes sustancias minerales, vitaminas, enzimas y nutrientes vitales para mantener una buena salud. De hecho varias clases de azucares refinados contienen agentes cancerígenos como el D-mannitol y fibras de asbestos. Estos afilados cristales de azúcar refinado entran a nuestro organismo desgastándolo por dentro y deteriorando nuestra salud.

Éstos son algunos de los inconvenientes de la utilización de azúcar refinada en nuestra dieta:

Consumir azúcar refinada conduce al problema de síndrome metabólico

Con el tiempo, el exceso de azúcar produce la acumulación en forma de grasa en el cuerpo y conduce a una condición médica conocida como "síndrome metabólico". El síndrome metabólico es un conjunto de condiciones que incluyen la presión arterial alta, niveles altos de insulina, y niveles altos de colesterol. La mayoría de personas que presentan este conjunto de condiciones sufren de obesidad con una acumulación significativa de grasa corporal alrededor de la cintura. Una de las principales causas de este síndrome es el tener una dieta muy rica en carbohidratos con azúcares refinados.

 El síndrome metabólico puede ser grave, ya que aumenta el riesgo de diabetes tipo 2 y las enfermedades del corazón. La diabetes tipo 2 es el tipo más común de la diabetes y afecta al 95% de todas las personas que sufren de diabetes. Una persona que sufre de diabetes tipo 2 no produce la suficiente insulina que su cuerpo necesita. La insulina es una hormona que toma la glucosa en la sangre y la transfiere a las células en el cuerpo.

 Cuando el cuerpo no produce suficiente insulina o la insulina no funciona correctamente (una condición conocida como resistencia a la insulina), el nivel de glucosa o azúcar en la sangre permanece en la sangre y no se transfiere a la célula. La célula deja de funcionar correctamente.

 Los síntomas de la diabetes tipo 2 incluyen micción frecuente que puede conducir a la deshidratación. La deshidratación severa puede producir un coma diabético. Con el tiempo, el nivel alto de glucosa en la sangre conduce a daño en los nervios y vasos sanguíneos de los ojos, los riñones y el corazón. Esto afecta la visión y produce daño renal, y un endurecimiento de las arterias. El daño a los nervios conduce a una mala circulación sanguínea en los pies. Aumento de las infecciones y úlceras que cicatrizan mal, e incluso conducir a la amputación. El endurecimiento de las arterias aumenta el riesgo de ataque cardíaco y de accidentes cerebrovasculares.

El endurecimiento de las arterias se produce cuando el azúcar se combina con las proteínas y el colesterol LDL (colesterol malo) en la sangre y oxida el colesterol LDL. La oxidación del colesterol LDL produce un endurecimiento de las arterias y su taponamiento causando problemas de circulación e incluso provocando el infarto.

La insulina desempeña un papel en el almacenamiento de magnesio, que se necesita para relajar los músculos. La resistencia a la insulina evita que se almacene magnesio en las células, esto resulta en la constricción de los músculos produciendo una presión arterial alta. Además, la insulina desempeña un papel en la retención de sodio y agua. Cuando hay demasiado en la sangre, esto conduce a la hipertensión arterial.

El consumo de azúcar refinado conduce al crecimiento de las células cancerosas

El azúcar refinado también puede conducir indirectamente al aumento de las células cancerosas en el cuerpo humano. El exceso de consumo de azúcar lleva a un aumento de la insulina. La insulina hace que las células crezcan. Esta se necesita para que las células sanas puedan desarrollarse. Sin embargo las células cancerosas también se estimulan cuando el cuerpo produce demasiada insulina.

La formación de cavidades

Quizás el efecto más conocido del azúcar en su cuerpo es la formación de caries. El esmalte de los dientes es la sustancia más dura en el cuerpo. La placa se forma en el esmalte cuando usted come alimentos que son pesados en azúcares refinados. Se trata de una sustancia fina pegajosa, esta sustancia prácticamente es imperceptible, pero se siente 'peluda' cuando se frota la lengua contra los dientes. Las bacterias se alimentan de la placa que forman los ácidos. Estos ácidos erosionan el esmalte de los dientes causando las caries.

La adicción al azúcar

El efecto menos conocido del consumo del azúcar refinado es la adicción. El sabor dulce del azúcar activa ciertas endorfinas en el cerebro. Estas son las mismas endorfinas que se activan al ingerir la heroína o la cocaína. Como resultado, es muy difícil renunciar al azúcar y a su seductor pero malévolo sabor dulce.

Las etiquetas de los alimentos son deliberadamente engañosas cuando se trata del azúcar. Los azúcares refinados se agrupan con los buenos carbohidratos. Para saber si los azúcares refinados están en los alimentos procesados, usted tiene que leer y entender tanto lo que dice la etiqueta de estos "alimentos" y leer toda su lista de ingredientes. Es por esto que debe mantenerse tan alejado como pueda de alimentos con alta manipulación industrial en donde muchas veces el azúcar refinado ha sido reemplazado por elementos aún más tóxicos y perjudiciales como el aspartame para replicar ese tan adictivo sabor dulce. Reemplace el azúcar refinado por endulzantes naturales como la estevia liquida o la miel de abejas orgánica. Prefiera las frutas y los jugos naturales sobre las bebidas cargadas con este veneno blanco al que estamos tan acostumbrados. La eliminación del azúcar refinado de su dieta es definitivamente un paso fundamental en el propósito de desintoxicación del cuerpo y de recuperación de su salud.

La Importancia De Los Probioticos Incluidos En Una Buena Dieta Para Desintoxicar El Organismo

Ayudar a sintetizar vitaminas es otra importante función que cumplen los probioticos y algunas cadenas de ácidos grasos para ayudar a tener una saludable mucosa intestinal y restituir el sistema inmunológico. Una mucosa intestinal sana deja poco espacio para que florezcan malas bacterias y microorganismos perjudiciales dentro del sistema digestivo.

La proporción de microorganismos dentro de un cuerpo sano debe ser de aproximadamente un 15% de malas bacterias contra un 85% de buenas bacterias. Sin embargo este balance adecuado se ve amenazado todos los días por la mala alimentación que se adopta en la cultura moderna. Por ejemplo **el consumo de agua con alto contenido de cloro o los antibióticos pueden ser muy perjudiciales**. Así mismo el uso excesivo de pesticidas y fungicidas y otros productos químicos ha hecho que los suelos en los cultivos de vegetales cambien su balance agotando el suministro natural de probioticos.

La Salud Digestiva Necesaria Para Desintoxicar El Organismo

En estudios recientes se ha demostrado que el consumo de complementos alimenticios con probioticos tiene muchos beneficios para combatir infecciones gastrointestinales, el síndrome de colon irritable e incluso la enfermedad del colon inflamado y la colitis. Los beneficios para el sistema inmunológico también son notables cuando se incorporan los probioticos en la dieta diaria. Es por esto que es muy importante tener la buena y sana costumbre de ingerir algunos **suplementos con probioticos** (http://tinyurl.com/suplemento-de-fibra) para mantener un buen sistema digestivo y ayudar a desintoxicar el organismo de manera natural.

Como complemento ideal de una dieta alta en probioticos también es aconsejable tener una rutina diaria de ejercicios y también incluir el consumo frecuente de frutas frescas, sopas naturales y verduras así como cereales con muy buen contenido de fibras dietéticas saludables. **Se deben consumir idealmente 5 raciones diarias de frutas y vegetales** para aprovechar todos sus efectos antioxidantes. Una ración equivale a 120 o 200 gramos aproximadamente de alimento. Más adelante se muestra una tabla con la cantidad detallada de fibra que cada fruta, verdura y otros alimentos contienen. Un plato grande de ensalada variada equivale aproximadamente a la ración diaria necesaria. Como otra medida se puede tomar siempre como acompañamiento ideal medio plato de frutas y verduras para acompañar los otros alimentos, esto en cada comida que se haga en el día idealmente. Este tipo de dieta ayuda a mantener un sistema digestivo limpio y sano si se hace de manera rutinaria y constante.

La Importancia De La Fibra En Nuestra Dieta Diaria

La fibra que consumimos proviene de las frutas y su cascara, de las cascaras de grano y del material fibroso de los vegetales. **La fibra no puede ser degradada por las enzimas digestivas y no se absorbe por nuestro sistema a su paso por el tracto digestivo.** Además la fibra contiene pocas o prácticamente ninguna caloría y entra al organismo barriendo las toxinas y ayudando a expulsar grasa corporal limpiando el colon y el sistema digestivo.

Existen dos tipos de fibra dietética, **soluble e insoluble**. Los dos tipos de fibra mantienen un papel importante en el mantenimiento del sistema digestivo. La fibra insoluble se encuentra en frutas frescas, en los vegetales, en los granos enteros. Una vez dentro del tracto digestivo aumenta su volumen esta fibra por lo que hace los movimientos digestivos más eficientes y frecuentes ayudándonos a perder peso más rápido y evitando el estreñimiento.

Algunos estudios sugieren que **el consumo de fibra ayuda a evitar el cáncer de colon** y evita los problemas gastrointestinales.

La fibra soluble ha demostrado ser efectiva **reduciendo el colesterol malo**. Esta la podemos encontrar en los frijoles secos y en el salvado de avena y tiende a hacer la digestión más lenta **aumentando nuestro metabolismo** para reducir de peso y ayudando a limpiar el tracto digestivo.

La fibra juega entonces un papel fundamental en nuestra dieta diaria. Los alimentos ricos en fibra son bajos en calorías así que como resultado son muy beneficiosos para el control de peso. La fibra toma un papel importante en la mejora del funcionamiento del sistema digestivo, al promover la evacuación de las heces esta nos ayuda a **perder peso más rápido**.

Cada adulto debería consumir entre 30 a 40 gramos de fibra al día pero la realidad es que la mayoría de la gente consume mucho menos de esta cantidad. Una de las razones es la mala alimentación basada en comidas procesadas. Para suplementar la falta de fibra podemos consumir algunos tratamientos naturales que la contienen y que nos aportan otros componentes como los probioticos que regeneran la flora intestinal y nos ayudan a perder peso más eficientemente y sin consecuencias malas para la salud. Cualquier dieta de fibra debe tener en cuenta que se debe consumir mucha agua para mantener hidratado el cuerpo y para que fluyan con facilidad las heces hacia a fuera expulsando las toxinas.

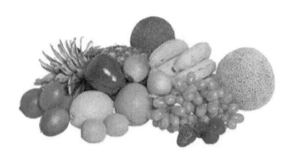

Comidas Saludables Altas en Contenido de Fibra

En el cuadro a continuación se enumeran comidas específicas que son buenas Fuentes de fibra natural dietética. **La categoría #1** es la que está compuesta por los alimentos saludables con la mayor cantidad de fibra. **La categoría #2** le sigue con alimentos de 3 gramos de fibra o más y por ultimo esta **la categoría #3** con alimentos saludables de menos de 3 gramos de fibra.

Categoría #1: Alimentos con Alto Contenido de Fibra (más de 7 gramos por porción)

ALIMENTOS ALTOS EN FIBRA	CANTIDAD	TOTAL DE FIBRA (gramos) aprox.
Aguacate	1 mediano	11.80
Frijoles Negros, Cocidos	1 taza	14.90
Cereal Integral	1 taza	19.92
Brócoli, Cocinado	1 taza	4.50
Guisantes, Cocinados	1 taza	8.80
Col Rizada, Cocinada	1 taza	7.20
Frijoles Rojos, Cocidos	1 taza	13.33
Lentejas, Cocidas	1 taza	15.64
Habas, Cocidas	1 taza	13.16
Frijoles Blancos, Cocidos	1 taza	11.65
Avena, Seca	1 taza	12.00
Frijoles Pintos, Cocidos	1 taza	14.70

Guisantes Partidos, Cocidos	1 taza	16.27
Frambuesas	1 taza	8.34
Arroz Integral	1 taza	7.98
Soya, Cocida	1 taza	7.62

Categoria #2 B de Alimentos Altos en Contenido de Fibra (más de 3 gramos por porción)

ALIMENTOS ALTOS EN FIBRA	CANTIDAD	TOTAL DE FIBRA (gramos) aprox.
Almendras	1 onza	4.20
Manzanas con Cascara	1 mediana	5.00
Banano	1 mediano	3.90
Arándanos	1 taza	4.15
Col, cocida	1 taza	4.20
Coliflor, cocida	1 taza	3.42
Maíz Dulce	1 taza	4.65
Higos, secos	2 medianos	3.72
Semillas de Lino	3 cucharadas	6.90
Garbanzos, cocidos	1 taza	5.80
Pomelo	1/2 mediano	6.10
Frijol Verde o Ejotes, cocidos	1 taza	3.95
Olivas	1 taza	4.30
Naranja	1 mediana	3.40
Papaya	1 unidad	5.40
Pasta Integral	1 taza	6.34
Melocotón	1 mediano	3.15
Pera	1 mediana	5.08
Pistachos	1 onza	3.10
Papa Asada con Piel	1 mediana	4.80
Ciruelas Pasas	1/4 taza	3.00
Semillas de Calabaza	1/4 taza	4.10
Semillas de Sésamo	1/4 taza	4.30
Espinaca Cocida	1 taza	3.98
Fresas	1 taza	5.90
Camote, cocido	1 taza	3.68
Acelga, cocida	1 taza	5.00
Calabaza de Invierno	1 taza	5.70

Ñame, cubos cocidos	1 taza	5.30

Categoría #3 de Alimentos con Alto Contenido de Fibra (menos de 3 gramos por porción)

ALIMENTOS ALTOS EN FIBRA	CANTIDAD	TOTAL DE FIBRA (gramos) aprox.
Albaricoques	3 medianos	0.95
Albaricoques, secos	5 pedazos	2.85
Espárragos, cocidos	1 taza	2.87
Remolachas, cocidas	1 taza	2.85
Pan Integral	1 tajada	2.00
Coles de Bruselas, cocidas	1 taza	2.80
Melón, en cubos	1 cup	1.28
Zanahoria Cruda	1 mediana	2.00
Anacardos	1 onza	1.00
Apio	1 tallo	1.02
Hojas de Col, cocidas	1 taza	2.55
Arándano Rojo	1/2 taza	1.96
Pepino, tajado con piel	1 taza	0.83
Berenjena, cortada en cubos cocida	1 taza	2.47
Kiwi	1 cada uno	2.55
Champiñones o Hongos crudos	1 taza	1.34
Hojas de Mostaza , cocidas	1 taza	2.80
Cebolla Cruda	1 taza	2.85
Cacahuates	1 onza	2.30
Durazno	1 mediano	2.00
Pimientos, dulce	1 taza	2.60
Piña	1 taza	1.86
Ciruela	1 mediana	1.00
Uvas Pasas	1.5 onza	1.60
Lechuga Romana	1 taza	0.95
Calabaza de Verano, cocida	1 taza	2.50
Semillas de Girasol	1/4 taza	3.00
Tomate	1 mediano	1.00
Nueces	1 onza	2.95

Calabacín, cocido	1 taza	2.60

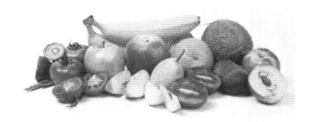

La Hidroterapia del Colon Cuales Son Sus Ventajas y Desventajas

Existen varias ventajas al practicar la hidroterapia como método de limpieza del colon

- Ayuda a eliminar los parásitos y a desintoxicar el cuerpo
- Ayuda a aliviar la constipación y el estreñimiento
- Ayuda a liberarse del dolor estomacal intenso y de gases
- Elimina la sensación de llenura y contribuye a bajar de peso
- Limpia el organismo de toxinas y residuos contaminantes perjudiciales para la salud
- Es un tratamiento recomendable para pacientes con cáncer por su efecto purificador

Contribuye a limpiar el organismo de personas con problemas de alcohol y drogadicción

La persona que se va a someter a un tratamiento de hidroterapia lo debe hacer con la ayuda de un especialista y debe preparar su cuerpo para esta tarea. **Es**

aconsejable no consumir alimentos al menos varias horas antes de practicarse una hidroterapia así como tampoco tomar ningún líquido una hora antes de esta. Es muy importante evitar beber gaseosas o sodas con azucares y colorantes así como comidas muy grasosas o muy procesadas. Otro factor importante es ir muy relajado a donde el especialista que realiza esta práctica ya que será menos traumático el proceso aunque no se debe presentar dolor.

Cuando se practica una hidroterapia algunas de las desventajas son que a pesar que se eliminan toxinas, también se arrastran con esa limpieza bacterias que son beneficiosas para un balance sano de la flora intestinal. Esta bacteria es necesaria para tener una adecuada digestión así como también promueve el buen desempeño del hígado y los riñones. Es por esto que es muy importante para reponer estas bacterias y para mantener una saludable flora intestinal se deben tomar suplementos con probioticos después del tratamiento.

Una sola terapia de este tipo no lograra el objetivo de deshacerse de todas las toxinas que se han acumulado dentro del intestino durante años, así que es recomendable hacer más de una limpieza de este tipo con varias sesiones. Sin embargo no se debe abusar de este método ya que es una técnica que es invasiva y necesita siempre de la asistencia de un especialista.

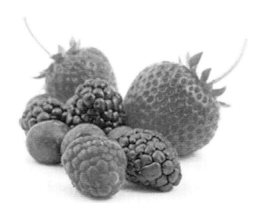

La Desintoxicación Como Medida de Medicina Alternativa Natural y Preventiva Para Limpiar el Cuerpo

Desde la historia antigua los humanos han tratado con diferentes métodos de limpieza del cuerpo utilizando diferentes técnicas entre las cuales se cuentan el ayuno. La autointoxicación que es un concepto que viene desde los egipcios de donde se desprende que todo lo que consumimos esta de alguna manera intoxicando nuestro cuerpo. En tiempos recientes se ha retomado la idea de que nuestro cuerpo es el reflejo de todo lo que consumimos y ponemos dentro. Sin embargo la medicina tradicional continúa viendo este acercamiento de la salud como algo poco científico y no demostrado es por esto que muchos médicos y especialistas continúan recetando medicinas con alto contenido de químicos para tratar problemas como el de la constipación que a la larga solo traen más problemas para el organismo.

Algunas de las dietas más extremas sugeridas para **desintoxicar el cuerpo** son las de consumir solamente sopas y jugos de frutas. Se basa en suprimir de la alimentación todo lo que se supone no es beneficioso ni necesario para obtener los nutrientes que requiere el organismo. Suprimir harinas, preservativos, colorantes, y comidas tratadas químicamente es la base de estas dietas como medida de desintoxicación. De esta manera se logra que el cuerpo elimine grasas y desechos malos para la salud ayudando a perder peso y a lograr un mejor estado de ánimo.

Hay muchos **compuestos a base de hierbas** que están diseñados para cumplir la tarea de expulsar todo residuo toxico del sistema digestivo y que pueden ser muy efectivos si se consumen de manera frecuente y tomando mucha agua para evitar la deshidratación. Lo importante es adoptar un buen método de medicina alternativa como medida preventiva para mantener una buena salud y un buen nivel de energía.

De esta manera queda claro que la desintoxicación como medida preventiva para limpiar el sistema digestivo en general es una práctica muy recomendable. Siempre es mejor prevenir que lamentar. Un sistema sin una adecuada limpieza y poco mantenimiento causa enfermedades de todo tipo a la salud humana.

Jugos Para Desintoxicar El Cuerpo – Lo Mejor Para el Ayuno y La Desintoxicación

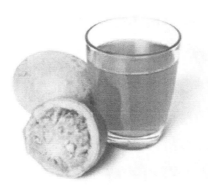

Un **ayuno a base de jugos** puede ser mucho más efectivo y más beneficioso para nuestra salud que un simple ayuno de agua ya que los jugos aportan importantes nutrientes y vitaminas que nuestro cuerpo necesita. Las vitaminas, minerales y encimas contenidas en los jugos de fruta fresca pueden ser absorbidos con facilidad por la sangre sin esforzar nuestro sistema digestivo ya que se trata de una **dieta líquida** que se hace por un corto periodo de tiempo para desintoxicar el cuerpo. El ayuno con **jugos para desintoxicar el cuerpo** también nos ayuda a tener un gusto por las bebidas frescas y naturales a base de frutas dándonos una mayor energía y vitalidad.

Se pueden preparar tanto jugos de frutas frescas como de vegetales para una dieta de desintoxicación del cuerpo. No es recomendable consumir jugos enlatados ni artificialmente endulzados o congelados de concentrado de fruta sino más bien jugos preparados directamente con las frutas frescas para aprovechar todo su valor nutritivo y antioxidante. Existen en el mercado excelentes **procesadores de jugos** (http://tinyurl.com/procesador-de-

<u>jugos</u>) para preparar estas saludables bebidas en la comodidad de su propia casa. Durante un ayuno para desintoxicar el cuerpo queremos que entren a nuestro cuerpo productos orgánicos y naturales de la mejor calidad posible para que no afecten nuestro sistema digestivo y nos limpien por dentro.

Es muy importante **consumir los jugos frescos hechos en casa inmediatamente después de su preparación** para que no pierdan sus propiedades anti-oxidantes ni sus vitaminas ni se descompongan perdiendo así sus beneficios y propiedades curativas y limpiadoras.

A continuación una lista de propiedades y beneficios de una dieta de algunos de los **jugos para desintoxicar el cuerpo** más fácilmente:

• **Jugo de manzanas:** es bueno para limpiar el hígado y los intestinos y también alivia la diarrea. También contiene fibra para mejorar la digestión.
• **El jugo de uvas:** este sirve para purificar y fortalecer la sangre y es bueno para limpiar el colon.
• **El jugo de mora:** contribuye a eliminar la flema y ayuda a controlar la diarrea.
• **El jugo de cereza:** ayuda a limpiar la sangre, a combatir los problemas del colon y del ciclo menstrual en las mujeres.
• **El jugo de arándanos:** mejora nuestro sistema inmunológico y ayuda a bajar a fiebre.
• **El jugo de limón:** ayuda a limpiar el hígado, es bueno para la vesícula biliar, ayuda a evitar los refriados gracias a su aporte de vitamina C, combate las alergias y las enfermedades cardiovasculares. El jugo de limón es uno de los mejores jugos para desintoxicar el organismo ya que ayuda también a eliminar los parásitos del organismo.
• **El jugo de naranja:** este fortalece e sistema inmunológico y el sistema nervioso además de ayudar con a combatir las enfermedades cardiovasculares, las venas varicosas y la gordura.
• **El jugo de sandía:** ayuda a limpiar los riñones.

• **El jugo de piña:** es bueno para los ojos, para la artritis, es bueno para la piel, para las inflamaciones y para combatir las alergias.

• **El jugo de fresa:** aporta una buena cantidad de fibra al organismo, ayuda a limpiar la sangre y fortalece el sistema nervioso.

• **El jugo de pera:** ayuda a controlarla presión arterial y es bueno para la vesícula biliar.

• **El jugo de durazno:** ayuda a **desintoxicar el cuerpo** y a mejorar la salud de piel.

En conclusión una dieta de **jugos para desintoxicar el cuerpo** haciendo un ayuno corto es una de las mejores opciones naturales que hay para limpiar el organismo de toxinas y parásitos en corto tiempo y sin consecuencias perjudiciales para nuestra salud.

Jugos Desintoxicantes – Descubra Como Pueden Ayudarle a Limpiar Su Organismo

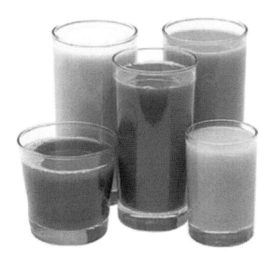

Permanentemente estamos expuestos a aire toxico, emanaciones y humo. Estas sustancias entran a nuestro cuerpo y lo contaminan causando diferentes problemas de salud. Por eso es necesario limpiarnos internamente, a veces pensamos que solo nuestra parte exterior necesita ser cuidada cuando en realidad todo nuestro sistema necesita de una depuración natural periódica.

El primer paso es asegurarnos que nuestro sistema digestivo está funcionando bien. Es por allí que se procesan todos los alimentos que ingerimos a diario y es allí donde también se van acumulando toxinas a medida que consumimos más alimentos procesados y más comidas rápidas. Es necesario hacernos una limpieza natural del colon y los **jugos desintoxicantes** son una excelente respuesta y una maravillosa solución para esto.

Hay muchas maneras de limpiar el colon pero un plan de **desintoxicación con jugos naturales** es una de las mejores opciones y una de las estrategias naturales más efectivas para resultados más rápidos y garantizados. **El ayuno con jugo** es uno de los mejores métodos para **desintoxicar el cuerpo**. El objetivo es liberar a su cuerpo de toxinas.

A continuación algunas recetas de **jugos desintoxicantes** que le ayudaran a limpiar su organismo más rápidamente y más fácil:

El jugo de pepino y de apio, estos actúan como diuréticos naturales, también es excelente para la piel y para las uñas. Contiene silicio que reduce los signos del envejecimiento.

El jugo de remolacha, ideal para la limpieza y desintoxicación del hígado

El jugo de manzana con limón y jengibre le ayudará a la limpieza de todo el organismo y del sistema digestivo en general

Para limpiar la vejiga es bueno **el jugo de arándanos**

Los jugos de vegetales verdes nutren nuestras células y limpian nuestro sistema de toxinas e impurezas

El jugo de diente de león es especialmente bueno para la limpieza del hígado

El jugo de zanahoria que le aporta importante fibra a nuestro sistema digestivo para expulsar las toxinas del cuerpo

El jugo de espárragos que es un **diurético natural** que ayuda a vaciar las toxinas del cuerpo y promueve la limpieza del riñón

Una excelente forma de utilizar los **jugos desintoxicantes** es por medio del ayuno. Uno o dos días a base de una dieta de solo **jugos para desintoxicar el cuerpo** le ayudarán a su organismo a limpiarse por dentro expulsando todas las toxinas y purificando el sistema digestivo. Este método de limpieza intestinal y corporal le da a su cuerpo un merecido descanso de tantas comidas procesadas y de tantas toxinas que han ingresado a su sistema. Es muy posible hacer una **desintoxicación total de todo el cuerpo en corto tiempo** con métodos 100% naturales, sin embargo tan solo dos días a base de jugos pueden no ser suficientes cuando se ha llevado una vida de mala alimentación por largo tiempo. Para lograr duraderos y mejores resultados es ideal adoptar una dieta que incorpore **antioxidantes** como los contenidos en las frutas y vegetales frescos.

Como consejo final es siempre mejor incorporar el agua en cantidades abundantes en nuestra dieta diaria como hemos visto antes. El agua nos limpia, nos purifica y nos hidrata y es la bebida natural que más beneficia a nuestro sistema. Siempre preferir los **jugos naturales para desintoxicar el cuerpo** antes que las bebidas artificiales endulzadas con azucares refinados y con alto contenido de colorantes y químicos que solo perjudican a nuestro organismo.

Los Mejores Jugos Para la Desintoxicación de su Cuerpo de Forma Natural y Efectiva

Como hemos visto anteriormente la desintoxicación por medio del consumo de zumos frescos y naturales es una de las maneras más eficaces para limpiar el cuerpo de forma natural y efectiva y en un período corto de tiempo. Usted puede preparar sus propios jugos naturales de desintoxicación en casa con un buen extractor de jugos de frutas y de vegetales para que se mantengan los nutrientes y propiedades de estas. Éstos son algunos de los mejores zumos naturales de desintoxicación para su cuerpo:

1. El Jugo de peras o zanahorias con repollo:

- Un repollo pequeño

- Dos tallos de apio orgánico fresco

- Dos peras orgánicas o dos zanahorias orgánicas

- Un puñado de berros

Este zumo completamente natural de desintoxicación es **excelente para prevenir y curar el estreñimiento** y también **evita la retención de líquidos**. El repollo también **tiene propiedades naturales que protegen su cuerpo de forma natural contra el cáncer** y que mejoran las funciones del hígado. Los demás componentes como las zanahorias, loa berros y el apio son muy fuertes limpiadores naturales del sistema digestivo e intestinal que le ayudarán con el proceso de desintoxicación. También puede agregar a este jugo otros ingredientes naturales como la espinaca para obtener más fibra y si quiere darle un sabor dulce agregar pera y un poco de miel de abejas.

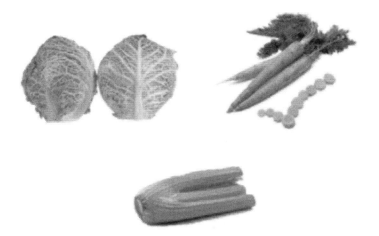

2. Mezcla de Jugo Cítrico Desintoxicante:

- Un limón orgánico

- Una toronja orgánica y fresca

- Tres Naranjas orgánicas y frescas

Se puede beber este poderoso **jugo de desintoxicación de gran efectividad** en la mañana para obtener mejores resultados con el estómago vacío y también se puede añadir un poco de miel.

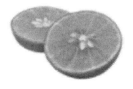
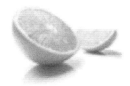

3. Jugo Limpiador del Hígado:

- Una toronja orgánica

- Tres tazas de agua pura

- Cuatro cucharadas de sal de <u>Epsom</u>

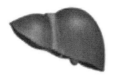 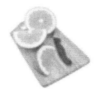 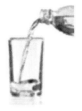

4. Jugo de Desintoxicación Alcalino:

- Cuatro limones frescos orgánicos

- Dos dientes de ajo rallado orgánicos

- Dos trozos de jengibre rallado orgánico

- Dos cucharadas de <u>Aceite de Lino Orgánico</u>
aproximadamente

- Una pizca de <u>Pimienta de Cayena</u>

- Una cucharada de <u>Acidofilus</u>

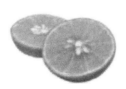 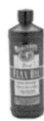 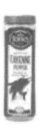

5. Jugo Desintoxicante de Limón:

- Dos vasos de agua pura

- Tres Limones Orgánicos Frescos (no incluya la pulpa y ni las semillas)

- Añadir un par de cucharadas de <u>Miel de Maple Orgánica</u>

- Añadir una pizca de pimienta de cayena o jengibre molido

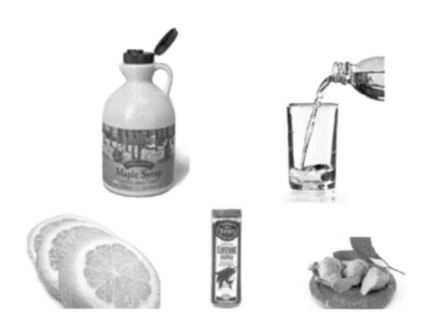

Usted puede beber este saludable jugo natural de desintoxicación durante el día, de seis a ocho veces al día durante 7 días para lograr los mejores resultados.

6. Jugo Natural Limpiador del Hígado:

- Dos Manzanas orgánicas frescas

- Media remolacha

- Un racimo de uvas orgánicas

- ¼ de toronja orgánica

- ½ limón orgánico

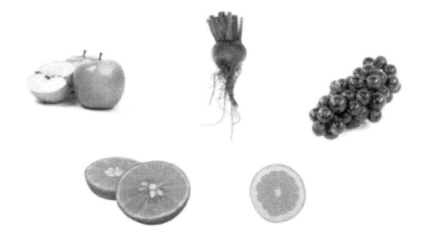

7. Jugo Limpiador de Zanahoria Manzana:

- Dos Manzanas Orgánicas

- Cuatro zanahorias orgánicas

- Un limón orgánico

- Un puñado de hojas de diente de león

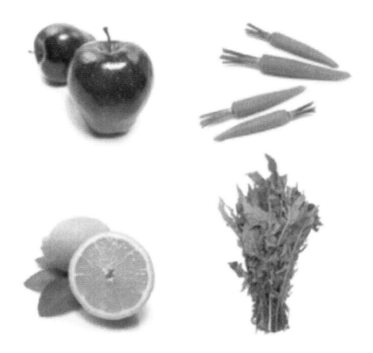

8. Super Jugo Verde Desintoxicante:

- Dos vasos de agua pura

- Un pepino orgánico

- Dos trozos de apio orgánicos

- Dos puñados de espinaca orgánica

- Un puñado de col rizada orgánica

- Un puñado de perejil orgánico

- Un puñado de lechuga orgánica

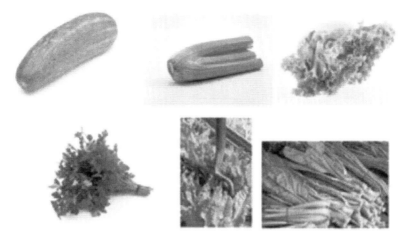

SUPER JUGO VERDE DESINTOXICANTE

9. Jugo Desintoxicante Orgánico de Hierba de Trigo o pasto:

- Puede preparar este jugo con un **extractor especial** (http://tinyurl.com/extractor-de-hierba) de hierba de trigo o pasto y así aprovechar la clorofila contenida dentro de la hierba para la desintoxicación de su cuerpo de forma natural y efectiva. **La clorofila funciona como un antiséptico natural**, retarda el proceso de envejecimiento y neutraliza las toxinas.

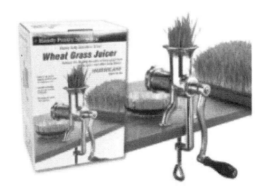

10. Súper Jugo Desintoxicante de Remolacha y Zanahoria Orgánica:

- Una Zanahoria Orgánica

- Una remolacha orgánica

- Una ramita de apio orgánico

- Un pepino orgánico

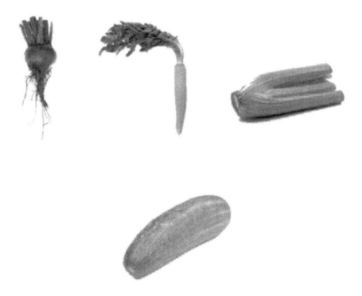

SUPER JUGO DESINTOXICANTE DE ZANAHORIA Y REMOLACHA

11. Jugo Desintoxicante de Papaya y Fresa:

- Dos papayas orgánicas

- Una taza de fresas orgánicas

- Dos vasos de agua pura

La papaya es una fruta excelente para la limpieza natural del sistema digestivo y es **muy buena para las personas con problemas de hígado**, también es buena para el estreñimiento y para los problemas urinarios. Las fresas son ricas en fibra dietética para ideales **para limpiar el**

colon y el sistema digestivo naturalmente. La papaya es también una excelente fuente de vitamina A y C.

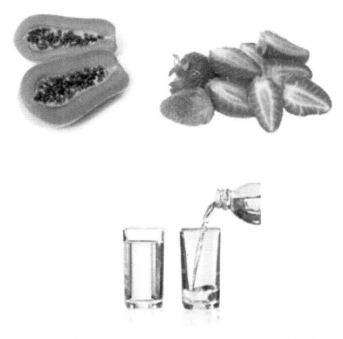

JUGO DESINTOXICANTE DE PAPAYA Y FRESA

Se puede seguir **una dieta de desintoxicación de 7 días** basada en el consumo de estos jugos totalmente naturales para limpiar el colon, el sistema digestivo, los intestinos y el hígado. Una dieta de desintoxicación a base de jugos es una maravillosa **fuente de antioxidantes y vitaminas** para su cuerpo. Un ayuno de jugo elimina las toxinas de su sistema y purifica su cuerpo de forma natural y efectiva. Por favor tenga en cuenta que puede perder mucho peso durante un ayuno de jugo, esto no es recomendable para mujeres embarazadas.

Siempre es preferible **utilizar frutas frescas y vegetales orgánicos** para sus jugos de desintoxicación para no introducir en su cuerpo peligrosos pesticidas utilizados en las plantaciones de frutas no orgánicas. Después de un ayuno de jugo poco a poco debería volver al consumo de alimentos sólidos y adoptar una dieta saludable después de esta limpieza orgánica. Los jugos naturales son una importante fuente de enzimas vivas que son esenciales para un buen funcionamiento del sistema digestivo y para limpiar los intestinos. Las enzimas son proteínas que descomponen los alimentos en nutrientes esenciales que su cuerpo puede digerir eficazmente.

Los jugos son esenciales para desintoxicar su cuerpo, para limpiar el colon y el sistema digestivo, y para que pueda aprovechar todos los nutrientes en los alimentos de manera efectiva. Las paredes del colon recubiertas de toxinas no permitirán obtener correctamente los nutrientes en el torrente sanguíneo y estos nutrientes no llegarán a las células haciendo que su cuerpo se torne vulnerable y débil. Por esta razón una vez más insisto en que es tan importante tomar alimentos ricos en fibra como verduras crudas y frutas frescas y jugos orgánicos de desintoxicación para eliminar las toxinas y los residuos acumulados en el colon. La limpieza del cuerpo es esencial para tener un estilo de vida bueno y saludable.

Las zanahorias son ricas en beta-caroteno y puede tener **potentes propiedades anti-cancerígenas**. El jugo de remolacha limpia y nutre el hígado naturalmente. Usted puede agregar psyllium en polvo en sus jugos naturales desintoxicantes para ayudar a limpiar su colon. **El Psyllium** es alto en fibra soluble y ayuda a expulsar las toxinas y a eliminar el colesterol malo de su sistema. También puede agregar semillas de sésamo orgánico a sus recetas de jugos naturales de desintoxicación, esto ayudará a proteger las células del hígado contra los efectos dañinos del alcohol y otras sustancias químicas nocivas.

El ajo también activa las enzimas hepáticas de forma natural, el ajo también ayuda a expulsar los desechos tóxicos eficazmente. Según algunos estudios **el consumo de jugos desintoxicantes que contengan ajo también**

puede prevenir el crecimiento de tumores naturalmente.

Los jugos en las dietas de desintoxicación son también muy eficaces para la limpieza de los órganos más importantes y vitales del cuerpo como el hígado. Esto también incluye la vesícula biliar, los riñones, el hígado y el colon.

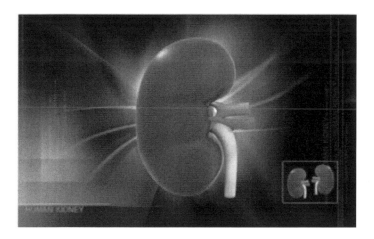

Los riñones son los órganos más importantes del cuerpo para deshacerse de las toxinas y también son esenciales para mantener un sano equilibrio ácido-alcalino en nuestro sistema. **Los riñones ayudan a promover la eliminación de toxinas** a través de la orina, es por esta razón que es tan importante mantener nuestro cuerpo hidratado para que los riñones puedan funcionar adecuadamente y con eficacia. Para reducir la incidencia de cálculos renales se puede beber bastante jugo de arándano diluido o **té de ortiga** (http://tinyurl.com/te-de-ortiga). El jugo de arándanos tiene **propiedades antioxidantes** de gran alcance. Los cálculos renales se puede formar a partir de consumir una dieta con alto grado de ácido, los alimentos con alto contenido de ácido incluyen lácteos, refrescos y café. **Usted puede consumir las siguientes frutas frescas y jugos de vegetales para desintoxicar los**

riñones: Zumo de remolacha, jugo de zanahoria, jugo de espárragos, jugo de brotes de menta fresca, jugo de papaya, jugo de jícama, jugo de sandía, jugo de leche de coco, jugo de pepino y jugo de apio.

Frutas Para La Digestión – La Granadilla Es Una De Las Mejores Frutas Para La Digestión

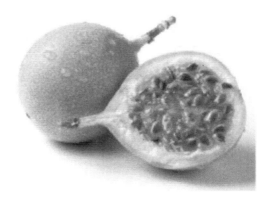

La granadilla también es recomendada también para personas que tengan ulceras gastrointestinales ya que este fruto **tiene sustancias cicatrizantes** que ayudan a sanar el tracto intestinal. Para sacarle mejor provecho a la granadilla es aconsejable **consumirla en su estado natural** ya que así se aprovechan mucho más todos sus nutrientes. Consumida en forma de jugo natural se debe utilizar más de una pues tiene poca pulpa. También se pierden algunas de sus propiedades nutritivas cuando esta se licua.

La granadilla también **es una excelente fuente de energía** y es bueno consumirla durante las horas del día, esta aporta al organismo cerca de 94 calorías. Es preferible reemplazar cualquier bebida artificial como las gaseosas y las sodas azucaradas con la granadilla por ejemplo en el menú de los niños y las personas adultas y cualquier persona en general. Esta fruta tiene una cascara gruesa que la protege muy bien y puede ser transportada con facilidad además de ser muy refrescante cuando se consume.

La granadilla también aporta un alto contenido de hierro que es un mineral que actúa en dos componentes de la sangre: los hematocritos y la hemoglobina. El hierro contenido en este futo regula sus niveles produciendo una mayor oxigenación en la sangre que **contribuye a mejorar la memoria** y la concentración.

Una propiedad poco conocida de la granadilla es su capacidad **para calmar el estrés** y el sistema nervioso central ya que contiene un ingrediente llamado la pasiflora que calma la ansiedad y actúa como sedante natural. Eliminar el estrés es una de los principales objetivos cuando se quiere mejorar el sistema digestivo en general. La granadilla también aumenta las defensas ya que contiene la **vitamina C** y **mejora el sistema inmunológico**.

Esta debe ser parte de una dieta rica en frutas y vegetales frescos que complementadas con compuestos naturales diseñados para **limpiar el sistema digestivo** harán que todo su organismo funcione mejor. Es la combinación perfecta para mantener un intestino limpio y un colon sano. Esta fruta puede consumirse sola o mezclada con jugo de naranja y miel de abejas para hacerla más dulce. Se pueden preparar diferentes recetas con la granadilla como jugos, helados, mermeladas y hasta compotas.

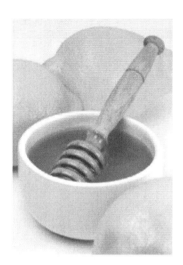

Formas Fáciles y Simples Para Mejorar Su Sistema Digestivo y Bajar de Peso

Debido a la baja ingesta de fibra diaria hay muchas personas que experimentan una digestión deficiente y problemas como la diarrea, la obesidad, la sensación de llenura, gases estomacales, dolores de estómago y estreñimiento. Algunos pueden pensar que estos problemas no son graves pero es así como se originan enfermedades graves como el cáncer de colon y el síndrome de colon irritable, debido a un pobre mantenimiento del sistema digestivo.

El consenso general de la industria de la salud es que la acumulación de toxinas en el intestino genera problemas como la obesidad, problemas de exceso de grasa en el abdomen, problemas de cáncer de colon y problemas de piel entre otros como hemos visto antes.

Por lo tanto es muy importante para tener un estilo de vida saludable y para lograr bajar de peso y reducir la grasa abdominal mantener un sistema digestivo en óptimas condiciones. A continuación algunos consejos que se pueden seguir para mejorar el sistema digestivo y bajar de peso más rápido:

- Masticar muy bien todos los alimentos que comemos, muchas personas no se dan cuenta que si no masticamos bien y tragamos porciones enteras de alimento estamos poniendo una carga adicional sobre el sistema digestivo. La saliva que se produce en la boca cuando masticamos también ayuda al proceso digestivo mediante la ruptura de los carbohidratos. La saliva contiene enzimas digestivas que comienzan con la digestión de los carbohidratos en la boca y esto hace más fácil procesar los alimentos para bajar de peso más rápido. Disfrute de la comida y de cada bocado lentamente.
- Aumente si consumo de fibra dietética. Todos reconocemos que las verduras y las futas son excelentes para la limpieza del interior de nuestro organismo. Esto se debe principalmente a que las verduras y las frutas son una maravillosa fuente de fibra dietética. **El consumo de fibra ayuda a nuestro cuerpo para ablandar las heces**, aumentar su volumen y a eliminar las grasas y las toxinas. También cuando consumimos fibra se hace más eficiente el proceso de la digestión dejando limpio el tracto digestivo para que importantes nutrientes y vitaminas sean absorbidos por la sangre y mejore nuestro metabolismo y nuestra energía haciendo más fácil quemar calorías.
- Utilice suplementos dietéticos naturales (http://tinyurl.com/suplemento-de-fibra). Si se le dificulta consumir fibra o se da cuenta que no es suficiente con la fibra que obtiene de los alimentos entonces considerar los complementos dietéticos naturales es una fantástica opción para ayudarle a bajar de peso y para limpiar el organismo. Si tiene síntomas como el estreñimiento o síntomas de colon irritable

entonces es una buena idea tomar pastillas naturales para limpiar el colon y bajar de peso.

Los agregados dietéticos no son laxantes pero si ayudan a mejorar la digestión y a eliminar la grasa abdominal para tener una mejor figura en un tiempo más corto al tiempo que mejoran su salud general y su bienestar.

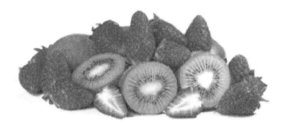

¿Es Mala la Carne Roja o Es Solo un Mito Que Existe?

El exceso en la concentración de ácido úrico contribuye a originar enfermedades a nivel metabólico. Con el abuso del consumo de carne roja los problemas de digestión son más frecuentes según estudios de varios nutricionistas en relación a este tema. Se debe adoptar una dieta más equilibrada y más sana que incluya **vegetales y frutas** en mucha mayor proporción.

No quiere decir esto que deba eliminarse por completo la carne roja pero sí que no sea la base principal de una dieta diaria. Un día se puede tener como menú principal la carne de res y al otro día cambiar por una dieta rica en vegetales y pescado. La idea es dar al organismo tiempo para digerir las carnes rojas. Según estudios las personas que ingieren más de dos porciones de carne roja al día están en un alto riesgo de desarrollar tumores y cáncer intestinal. Es importante ayudar al organismo a desintoxicarse diariamente aportándole fibras y nutrientes que están presentes en las verduras y en las frutas frescas.

También es primordial tener especial cuidado con la manipulación de las carnes respetando siempre la cadena de frio en el hogar para evitar riesgos de contaminación. Esta debe ser separada en porciones y almacenada en recipientes para su posterior consumo. La carene roja puede ser alta en contenido de grasas saturadas aumentando los riesgos de colesterol alto.

Para **limpiar el sistema digestivo** y para prepararlo para digerir cualquier tipo de alimento es importante incluir un tratamiento natural que ayude a eliminar las toxinas que entran al cuerpo y al abuso de ciertas comidas como la carne roja. El proceso de digestión es más lento cuando se consume esta. Este alimento aporta proteínas y hierro al organismo pero debido a su digestión lenta puede dejar desechos en el sistema digestivo. Así que en conclusión comer carne roja no es del todo malo, lo que sí es perjudicial para la salud es su abuso como también lo es la falta de una rutina de limpieza para desintoxicar el organismo.

El Consumo De Té Puede Prevenir y Ayudar a Tratar El Cáncer De Colon

Se encuentran contenidos beneficiosos para el cuerpo en el aceite de oliva y las nueces. De igual forma en las frutas y en los vegetales también están presentes sustancias que ayudan a prevenir el cáncer sobre todo en la cascara de las frutas. **Beber al menos tres tazas de té diario tiene muchísimos beneficios para la salud** de acuerdo a un estudio hecho en el Japón. El té verde y el té blanco son los que más alto contenido de **antioxidantes** tienen, en especial el té blanco ya que es el menos procesado.

El té negro es el que menos antioxidantes tiene debido a la oxidación en su preparación. Un estudio reciente revelado por el instituto de cancerología americano indica que **el consumo de té verde y te blanco ayudan a combatir de manera natural el cáncer de colon**. Los **antioxidantes** que están contenidos en estos tés actúan de manera segura junto con las medicinas utilizadas para tratar el cáncer haciéndolas más efectivas para detener el aumento de células cancerígenas. Una de las principales causas de muerte a nivel mundial es el cáncer de colon.

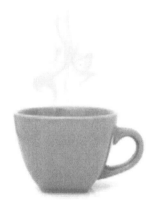

Un gran problema es que el cáncer de colon es muy difícil de detectar hasta que no está desarrollado en un estado mediano o avanzado. La anemia, la diarrea, la presencia de sangre en las heces y el dolor estomacal constante son síntomas de problemas de cáncer en el colon. Es por esto que es muy importante **desintoxicar el organismo** naturalmente.

Para ayudar a tratar el cáncer de colon debe incluirse una

rutina de ejercicios frecuente además consumir los aditamentos naturales a base de fibra.

Existen algunos **tés desintoxicantes** (http://tinyurl.com/tes-desintoxicantes) que pueden ser muy efectivos para limpiar el organismo de toxinas. Estos están hechos a base de compuestos naturales orgánicos como la raíz del jengibre, raíz de diente de león orgánica y semillas de cardamomo orgánicas entre otros.

Divertículos Síntomas y Tratamientos Naturales Para La Diverticulitis

Estos sacos son pequeñas rupturas que se presentan en aéreas débiles a través de las paredes del tracto digestivo como lo descrito anteriormente. La causa de que estas rupturas se presenten es la presión excesiva ejercida sobre las paredes del colon debido a la constipación. La mayoría de la población que sobrepasa los 60 años presenta divertículos y casi todas las personas que tienen más de 80 años los tienen aunque se puede presentar en personas más jóvenes también. Esta condición es llamada diverticulitis. Sin embargo pueden presentarse estos divertículos y no tener ningún síntoma.

Si estos pequeños bolsillos se infectan o se inflaman se pueden presentar fiebres, mucho dolor abdominal, vómitos y cambios drásticos en el movimiento intestinal. Los casos menos severos de esta condición se pueden tratar con un cambio de **dieta más sana** y con alto consumo de agua o una combinación de antibióticos. Los casos más serios de diverticulitis pueden requerir una intervención quirúrgica o incluso retirar una sección del colon en el peor de los casos.

Lo que ha hecho más frecuente la aparición de este mal es

la mala alimentación con exceso de comidas tratadas que son bajas en contenido de fibra. Es por esto que es tan importante tener una dieta sana y adoptar un tratamiento rutinario de **limpieza del colon** con compuestos naturales. El problema de no limpiar el intestino es que se acumulan estos restos de alimentos con toxinas dentro de los divertículos junto con bacteria obstruyendo el paso adecuado de nutrientes al torrente sanguíneo como hemos visto anteriormente. Se vuelve el organismo más vulnerable una infección de bacterias.

En un estado avanzado y con más presión debido a la constipación la diverticulitis puede degenerar en una peritonitis o incluso una perforación intestinal y hemorragias internas. **La prevención** es entonces la mejor manera de afrontar casos menos avanzados de diverticulitis. Esto se logra consumiendo vegetales, frutas frescas, mucha agua, compuestos de hierbas naturales y mucha fibra, ejercitándose así como con un adecuado tratamiento que puede ser tomado en forma de remedios caseros o grageas naturales.

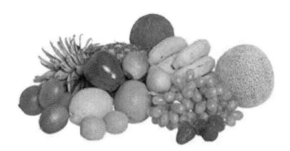

Dietas Para La Diarrea – Cuales Son Las Mejores

Algunos Alimentos Que Se Deben Evitar:

-   Se debe evitar consumir cualquier producto lácteo mientras está presente la diarrea ya que cuando esta se presenta se disminuye la presencia de lactasa

dentro del intestino que es un encima que ayuda a procesar y a digerir la leche. Consumir estos productos puede empeorar la diarrea.
- Comidas fritas, comidas con exceso de grasas o comidas procesadas con muchos condimentos.
- Consumir cafeína o bebidas alcohólicas.
- Evitar el consumo de vitamina C mientras se está con esta condición ya que la puede agravar.

Ciertas comidas ayudan a controlar la diarrea y a recuperarse recuperando las sales y minerales que se pierden y a controlar el paso de comida por el tracto intestinal:

- Consumir arroz, especialmente arroz integral o agua de arroz.
- Tostadas de pan integral, y jugo de manzana.
- Las bebidas deportivas con sales y minerales que ayudan a la recuperación durante y después de la diarrea.
- Consumir pastillas de polvo de carbón que ayudan a absorber toxinas y a limpiar el hígado y los riñones.
- Los yogures ayudan a reponer la bacteria buena perdida durante la diarrea.
- Para detener los dolores y contracciones es bueno consumir te de jengibre.
- Consumir jugo de coco.
- Tomar jugo de mango o jugo de jengibre es parte de las dietas para la diarrea.
- Rábanos picados en forma de jugo con un poco de maicena deben ayudar a detener la diarrea.
- Beber una mezcla de miel de abejas con agua también está considerado como una de las mejores alternativas de dietas para la diarrea.
- Hervir agua con un poco de pimienta negra, tres cucharadas aproximadamente, luego dejarla reposar y consumirla para controlar la diarrea.

Dieta Para el Colon Irritable – Que Alimentos Comer y Cuales Evitar

El exceso de comidas altas en grasa, algunos productos lácteos (intolerancia a la lactosa), demasiado consumo de alcohol y cafeína son los primeros malos hábitos de alimentación que se deben controlar. El tratamiento natural para el síndrome de colon irritado más aconsejable es el de llevar una dieta sana alta en contenido de fibra. Aunque este tipo de dieta alta en fibra es aconsejable para algunas personas que padecen el mal de intestino irritado, no siempre este método tiene efecto en todos los organismos. Incluso algunas personas puede experimentar molestias al hacer el cambio a una dieta con más contenido de fibra ya que cualquier cambio de rutina de alimentación debe hacerse de manera gradual y no drástica. Estos cambios deben ir acompañados con el consumo de grandes cantidades de agua de manera frecuente durante el día para ayudar a **limpiar el conducto intestinal** de una manera natural.

Las bebidas con contenido de cafeína como el café o las sodas se deben evitar ya que pueden agravar los síntomas del colon irritado. Hacer comidas en muy grandes cantidades puede aumentar la sensación de llenura y de molestias acentuadas de los síntomas de este mal. Es aconsejable hacer comidas espaciadas durante todo el día incluyendo pequeñas porciones bien balanceadas. Algo muy importante es tratar de **evitar comer de manera muy rápida** y tratar de reposar después de ingerir los alimentos. Esto acompañado de una rutina de ejercicios debe contribuir a mejorar los síntomas del **colon irritado**.

Cada persona reacciona de manera diferente con distintos alimentos, algunas personas son más tolerantes a la ingesta de productos lácteos mientras para otras esta puede ser la causa de la inflamación del conducto intestinal. Encontrar una alimentación balanceada es la clave incluyendo por supuesto el consumo de frutas y vegetales que ayudan a un buen funcionamiento del sistema digestivo. **Prefiera los productos naturales sobre los refinados** como el pan integral y cereales con bastante contenido de fibra.

De cualquier manera el mejor método de mantener un sistema digestivo sano y de manera natural es adquirir el hábito de una limpieza diaria del intestino.

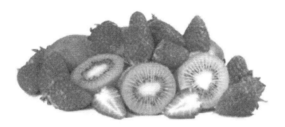

Desintoxicación del Hígado – Por Qué Desintoxicar el Hígado

El hígado cumple tareas fundamentales como parte de su trabajo conjunto con el resto del sistema digestivo. Es un órgano vital que se encarga de deshacerse de las toxinas, de regular el metabolismo, de controlar el colesterol y producir proteínas necesarias para nuestro cuerpo. **Se puede pensar en el hígado como en el centro de la desintoxicación de nuestro cuerpo**. Es por esto que es primordial una limpieza del mismo para mantenerlo sano y funcionando a plenitud.

Un hígado sin mantenimiento es un órgano saturado de toxinas y contaminantes que se ven reflejados en una pobre salud general. Se trata entonces de rejuvenecer este importante órgano para que se separen los desperdicios de los nutrientes que necesita absorber el cuerpo.

Es necesario adoptar una dieta para **desintoxicar el hígado**. Un beneficio adicional de limpiar este órgano vital es el de alcanzar una mayor longevidad, energía y condición física. Esto hará que las toxinas no vuelvan a ingresar al torrente sanguíneo afectando la salud.

- Tomar buenas cantidades de H2O ayuda a limpiar el hígado, puede ser agua pura o agua mineral.
- Tomar jugo de limón purifica también este vital órgano.
- Incluir cávanos, brócoli, wasabi, cebollas y vegetales de hoja grande.
- Comer bayas, semillas de girasol, lino, sopas de calabaza y semillas de sésamo.

Mantener un colon limpio y sano ayuda a limpiar el hígado.

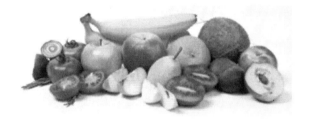

Cuáles Son Los Beneficios de Una Dieta Alta en Fibra Natural

La fibra dietética se encuentra principalmente en frutas, en los cereales integrales, en los vegetales y legumbres. Se le reconoce a la fibra natural su capacidad para aliviar y prevenir el estreñimiento y la constipación. Pero consumir fibra también tiene otros beneficios como son:

Contribuye a mantener un intestino sano y limpio: una dieta rica en fibra reduce el riesgo de desarrollar hemorroides y de enfermedad de divertículos (pequeñas bolsas en el colon donde se acumulan toxinas y las heces que no se eliminan adecuadamente). La fibra natural actúa como una escoba que barre todas estas partículas toxicas que están atrapadas dentro de las paredes del intestino expulsándolas por medio de las heces.

Ayuda a reducir los niveles de colesterol en la sangre: la fibra natural que se encuentra en alimentos como la avena y los frijoles ayuda a disminuir los niveles totales de colesterol en la sangre ya que reduce las lipoproteínas o el colesterol malo. De acuerdo diferentes estudios médicos realizados se ha demostrado que el consumo de fibra reduce la presión arterial que ayuda a prevenir enfermedades del corazón.

Consumir fibra mejora y normaliza las deposiciones: cuando consumimos una dieta alta en fibra natural vemos como resultado el ablandamiento de las heces y deposiciones más frecuentes. Esto hace que perdamos peso más fácilmente al tiempo que expulsamos toxinas. De esta manera se disminuyen los problemas de constipación y estreñimiento. Proporciona alivio con el síndrome de colon irritable y también con problemas de diarrea ya que le da consistencia a las deposiciones.

Consumir fibra ayuda a controlar los niveles de azúcar en la sangre: esta reduce la absorción de azúcar controlando sus niveles en la sangre.

Contribuye con la pérdida de peso: comer alimentos con fibra le da la sensación de llenura al cuerpo al tiempo que limpia el sistema digestivo eliminando grasas y toxinas. Además una **dieta alta en fibra natural** tiende a tener menos calorías y a dejarnos satisfechos lo que impide la sensación de ansiedad y el ingerir más alimentos compulsivamente.

Ayuda a evitar el cáncer de colon: una de las formas de prevenir el cáncer de colon es atreves de una buena limpieza intestinal y de una alimentación sana con alto contenido de fibra. La eliminación de toxinas y pólipos del tracto intestinal hace menos probable que se desarrolle un cáncer en el colon.

Ayuda a mantener un sistema digestivo limpio: cuando comemos una dieta alta en fibra natural estamos también **limpiando todo nuestro sistema digestivo**. El cuerpo aprovecha los nutrientes de los alimentos pero no digiere la fibra y esta se agrupa atrapando parásitos y toxinas eliminándolos por las heces dejando el tracto digestivo limpio.

En conclusión una dieta alta en fibra natural es la mejor manera de eliminar la grasa abdominal y también la mejor manera de **desintoxicar el organismo**.

Cuáles Son Las Causas De La Diarrea

La diarrea puede tener orígenes en bacterias y parásitos que han ingresado al organismo. Estas pueden entrar al sistema digestivo por medio de la comida que podría estar en estado de contaminación toxica perjudicial para la salud. Es normal la presencia de bacterias en el organismo, sin embargo un desbalance en la proporción de buenas y malas bacterias causa irrupciones en todo el sistema digestivo y una de las consecuencias puede ser la diarrea. Los casos más frecuentes que se ven por este motivo es por alimentos que no han sido bien refrigerados o cuya manipulación ha sido negligente por ejemplo en restaurantes o sitios de comida rápida donde no se cumplan las normas de higiene básica. Los alimentos deben ser cocinados suficientemente para eliminar parásitos y contaminantes que puedan afectar a la salud humana. La manipulación de los alimentos es crucial para prevenir la contaminación, utensilios de cocina limpios, las manos limpias y mesa de trabajo para preparar y cocinar limpia y libre de bacterias.

Otra de las causas de la diarrea puede ser de tipo viral. Enfermedades contagiosas que se transmiten de una persona a otra causando daños estomacales e incluso vomito. Estos virus se transmiten fácilmente por medio de un apretón de manos o incluso un estornudo. De aquí la importancia de **mantener las manos limpias y mantener una higiene general buena para mantener lejos a las bacterias**. Si alguna persona cercana esta con diarrea trate de no tener contacto con los utensilios que esa persona ha utilizado para comer. Usualmente se presenta la diarrea al mismo tiempo en que se da la incubación del virus dentro del organismo. Esta es un mecanismo de defensa que activa el cuerpo humano de manera natural para expulsar los virus y las toxinas que están contaminando al cuerpo. Esta suele durar unos dos o tres días mientras el cuerpo elimina la intoxicación o los virus.

No es aconsejable tomar productos químicos para detener la diarrea de manera abrupta ya que el organismo se está limpiando y se debe recuperar naturalmente. Beber mucha agua es recomendable para evitar la deshidratación del cuerpo y para ayudar a limpiar el sistema digestivo de manera natural.

La diarrea también se presenta cuando viajamos y cambiamos de alimentación de un momento a otro. El cuerpo puede no estar acostumbrado a la nueva alimentación y la reacción es la diarrea. Hay que evitar consumir agua de la llave y comidas crudas sobre todo si se está en un medio desconocido.

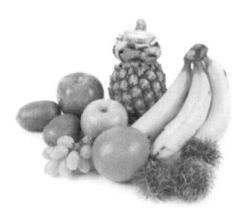

Cuál Es La Mejor Dieta Para La Constipación

Los alimentos que debe consumir para aliviar el estreñimiento de manera natural y eficaz:

- **La fibra:** este es el factor más importante para incluir dentro de una dieta para aliviar la constipación. Se debe aumentar su consumo de manera gradual hasta que el cuerpo empiece a similar el cambio alimenticio. El trabajo que cumple la fibra dentro del intestino es el de agrupar y suavizar las heces para lograr una mejor evacuación de toxinas y desechos que ya el cuerpo no necesita. La fibra soluble absorbe el agua y se une con los ácidos grasos formando una masa gelatinosa que mantiene las heces blandas. Esta se encuentra en los alimentos de origen vegetal y en las frutas o en los cereales integrales. Es necesario entonces aumentar la ingesta de fibra que si bien a veces no se alcanza a suplir con una dieta de solo vegetales y frutas se puede suplementar con algún tipo de **tratamiento natural para limpiar el colon** que contenga fibras solubles y se pueda consumir fácilmente.
- **Las frutas:** estas son una maravillosa fuente de fibra dietética excelente para la buena digestión. El

consumo de frutas ayuda a limpiar el tracto intestinal además de traer otros beneficios como aporte de vitaminas y nutrientes que mejoran su salud. Dentro de las frutas que puede consumir con alto contenido de fibras están la papaya que tiene efectos laxantes naturales, la piña, las peras, las ciruelas pasas, los albaricoques, los duraznos y los higos.

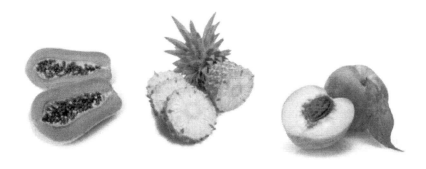

- **Las Verduras:** estas también son una fuente muy importante de nutrientes así como también proporcionan una buena cantidad de fibra dietética para el organismo. Dentro de los vegetales que puede consumir para curar el estreñimiento naturalmente están: el brócoli, las alcachofas, los espárragos, las zanahorias, la calabaza, las judías verdes, el repollo, la col y los guisantes. También puede incluir como elementos para la mejor dieta para la constipación los frijoles, las espinacas, el garbanzo y las acelgas.
- **Los Cereales Integrales:** tenga en cuenta siempre la lista de ingredientes de la etiqueta que lleve la caja o el empaque de los cereales integrales. Debe estar muy claro que se trata de un producto integral y que no contenga salvado ya que este puede irritar el colon. Los panes hechos a base de grano entero, el arroz integral y la cebada también aportan fibra natural a su dieta para curar la constipación.

- **Las semillas de lino:** estas son una buena fuente de **omega 3** y ácidos grasos que le ayudaran con una mejor digestión. Se puede conseguir en forma de linaza molida en el supermercado o en algunas tiendas naturistas. Esta también tiene efectos suavizantes en las heces.

Cuál Es La Mejor Dieta Para Reducir La Grasa del Vientre y Para Una Vida Más Sana

La diabetes y los ataques cardiacos son apenas algunas de las enfermedades que están relacionadas con el aumento de peso. Esto no tiene que ocurrir de esta manera si hacemos cambios a nuestra dieta para reducir la grasa del vientre y para mejorar nuestra salud.

Se necesitan tres grandes cambios para reducir la grasa del vientre y estos son: incrementar nuestra actividad física, tener una alimentación correcta basada en alimentos sanos como las carnes magras, las frutas y las verduras y reducir el tamaño de nuestras porciones.

En apariencia es una tarea simple pero esto requiere de disciplina para poderse implementar y ver resultados verdaderos. Hay que hacer un compromiso y hacer estos cambios en nuestra rutina diaria. Necesitamos tomar conciencia y tomar la decisión de actuar para lograr reducir el abdomen y mejorar nuestro cuerpo. Admitir que tenemos un problema de obesidad y que hay que tomar acciones decididas es el primer paso hacia un cuerpo mejor.

Lo siguiente es tomar acción decididamente. Uno de los primeros pasos es establecer metas alcanzables y realistas en relación con la pérdida de peso. Hay que ser consciente de que no obtendremos un abdomen completamente plano en solo unos días pero si lograremos esta meta si continuamos con un esfuerzo continuado.

Podemos ir adoptando metas de corto plazo e ir viendo resultados que poco a poco nos mantendrán estimulados para seguir por el camino correcto hacia un abdomen más plano. Una dieta basada en alimentos que contengan fibra como las verduras como son el brócoli, las zanahorias, los pepinos, el apio y las frutas nos llevara más rápido a la tan deseada meta de tener **un vientre más plano** en más corto tiempo.

Así como para ganar peso fue un proceso de mala alimentación y de malos hábitos y falta de ejercicio, también llegar a un cuerpo más esbelto requiere recorrer un camino y un proceso. Lo importante como en todo es empezar con decisión y firmeza. Para mantenerse motivado puede ir llevando un registro de los progresos que va alcanzando día a día.

El siguiente paso hacia la **reducción de la grasa del vientre** es encontrar una dieta adecuada que se adapte a su estilo de vida. Una buena dieta debe incluir más frutas frescas como las manzanas, las fresas, las moras, los bananos y las granadillas. Estas frutas aportan fibra importante para la eliminación de grasa del cuerpo y para mejorar la digestión. **También es importante consumir proteínas pero sobre todo concentrarse en carnes magras con bajo contenido de grasas.** Trate de evitar las carnes rojas ya que tienen más contenido de grasa que por ejemplo la carne blanca de pavo. Esta es la mejor dieta para **reducir la grasa del vientre** y para tener una vida más sana.

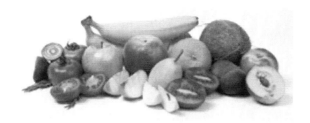

Cuál Es La Mejor Dieta Para El Síndrome de Colon Irritable

Dentro de los síntomas más comunes asociados con el síndrome de colon irritable están molestas contracciones intestinales, dolor de estómago con ardor y desorden en el funcionamiento normal del sistema digestivo. Una persona con este tipo de enfermedad también puede presentar ardores y sensación de llenura, gases y constipación.

Este tipo de condición no se ve reflejada sin embargo en exámenes de sangre o con los rayos x. De todos modos esta condición médica que es detectada por sus síntomas puede ser tratada con una dieta apropiada.

Los síntomas característicos de esta condición se sostienen por al menos de 10 a 12 semanas durante el año. Los síntomas más comunes incluyen:

cambios extremos en el funcionamiento normal del intestino
pérdida del apetito

Mala digestión
fuerte dolor en la región abdominal y en el estómago
dolor de espalda

Para **combatir el síndrome de colon irritable** es

necesario cambiar de dieta alimenticia. Algunos alimentos orgánicos naturales incluyen:

El uso de aceites naturales como el **aceite de menta** que es conoció por sus propiedades que ayudan a aliviar el estómago de dolores y contracciones. Este aceite también disminuye la sensación de llenura que es una característica propia de este desorden del sistema digestivo. El aceite de menta es básicamente una hierba natural que ayuda para evacuar gases acumulados dentro del estómago. Algunos estudios médicos incluso le dan a este aceite mejor índice de efectividad que algunos remedios que no son naturales como farmacéuticos con contenidos químicos. A pesar de que esta hierba natural se pude conseguir en varias presentaciones es preferible tomarla en capsulas para prevenir la acidez. El abuso de esta hierba natural pude causar enfermedades del corazón, fallas renales, vomito, desordenes cerebrales e incluso la muerte en casos extremos.

El uso de **suplementos con probioticos** para tratar el síndrome de colon irritable también es una alternativa que se debe considerar. Estos son micro organismos que como hemos visto antes son muy útiles para promover el sistema inmunológico retardando el crecimiento de bacterias que son malas para la salud dentro del sistema digestivo. También protegen el tracto intestinal y estimulan la creación de **vitamina K** dentro del organismo. Las personas que sufren de este síndrome de colon irritado tienen un desbalance de esta bacteria amigable como los probioticos y tienen más bacterias que producen gases.

Las personas que sufren de este problema deben restringir de su alimentación comidas como la leche o productos lácteos, el consumo de alcohol, algunos granos y la cafeína. La manera más fácil de ingerir los probioticos junto con la adecuada proporción de hierbas naturales se encuentra en forma de **comprimidos naturales** que se pueden tomar a diario para limpiar el intestino.

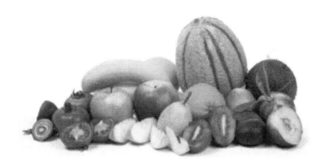

Como se Logra Una Mejor Calidad de Vida con la Desintoxicación del Cuerpo

Se debe comprender cuál es la función que cumplen los órganos vitales dentro del cuerpo para entender porque es necesario desintoxicar el cuerpo. Una de las principales funciones de uno de los órganos más vitales del cuerpo humano como es el hígado, es la de limpiar la sangre y eliminar toxinas. Un hígado sano estar eliminando aproximadamente dos cuartos de la sangre del organismo cada minuto.

Es órgano vital también realiza otros trabajos fundamentales como almacenamiento de vitaminas esenciales y minerales además de quemar grasas. Se puede decir que literalmente elimina y neutraliza substancias toxicas que luego pueden ser eliminadas por el sistema digestivo en forma de heces. La vesícula biliar también es vital y produce la bilis para ayudar a la digestión.

Las toxinas pueden ser transferidas al torrente sanguíneo si el hígado se ve sobrecargado de estas. Esto podría inflamar la vesícula biliar y afectar todo el sistema digestivo. Cuando esto sucede se presentan cálculos biliares y dolores por la acumulación de grasas, sales y toxinas en forma de pequeñas piedras que causan dolor.

El hígado cumple la función de filtración constante de aproximadamente de entre un galón a galón y medio de sangre que circula por todo el cuerpo y es filtrado unas 400 veces por día. A su vez el cuerpo produce una mucosa que también es usada como filtro para las toxinas. Esta mucosa empieza desde la lengua y está presente en todo el tracto digestivo para ayudar a atrapar estos elementos tóxicos, actúa como un escudo de **protección natural** para prevenir que sean absorbidas estas toxinas.

Sin embargo con el tiempo todo el sistema digestivo se ve cubierto por esta mucosa que también impide la absorción de los nutrientes necesarios contenidos en los alimentos. Sin poder absorber estos nutrientes esenciales el cuerpo se enferma y se torna débil. Esto puede degenerarse en una infestación de parásitos dentro del tracto intestinal, se calcula que un número muy alto de personas tan solo en los Estados Unidos presentan este problema, aproximadamente 155 millones de habitantes lo tienen.

Esta acumulación de desechos tóxicos dentro del intestino puede producir bacterias y envenenar el torrente sanguíneo causando múltiples enfermedades. Es por esto que es tan importante adoptar una desintoxicación del cuerpo constante en vez de recurrir a medicinas con altos contenidos de químicos. Nuestros cuerpos están expuestos a tantas toxinas incluso presentes en el aire que respiramos que necesitamos de una ayuda natural que no tenga efectos secundarios para mejorar nuestro nivel de vida y salud.

A través de la **desintoxicación del cuerpo** con hierbas

naturales en forma de comprimidos se puede ayudar al sistema digestivo a hacer su tarea de manera más fácil. Este tipo de tratamientos de limpieza del colon varían en su duración, algunos duran un mes mientras otros son tomados como suplementos durante el tiempo que la persona considere prudente para ver sus efectos.

Dentro del colon se pueden acumular hasta 20 libras de desechos lo que hace sentir enferma a la persona también afectando su estado de ánimo. Esto incluso puede llevar a la depresión y la sensación de ansiedad. Es por esto que es tan importante la **desintoxicación del cuerpo** para tener una mejor calidad de vida.

Como Puede Ayudar La Limpieza Del Colon a Controlar La Diarrea

La diarrea puede ser causada principalmente por infección o por **desórdenes intestinales** aunque también puede presentarse cuando se están consumiendo antibióticos o intoxicación. A continuación aparece una lista de las causas más comunes por las cuales se presenta la diarrea:

- Los parásitos, estos entran al cuerpo por medio del consumo de agua u otros líquidos como productos lácteos.
- Infecciones bacterianas que provienen de comida en descomposición o contaminada.
- Intolerancia a cierto tipo de comidas, muchas personas tienen reacción o intolerancia cuando consumen cierto tipo de alimentos.
- Por enfermedades de tipo intestinal y colon inflamado
- Reacción a algunas medicinas como los antibióticos

Los Síntomas De La Diarrea Cuales Son:

- Dolor estomacal y en el abdomen
- Contracciones estomacales
- Sensación de llenura
- Residuos de sangre en las heces
- Necesidad urgente de ir al baño
- Fiebre
- Nauseas

Normalmente una diarrea no debe durar más de unos días pero en ciertos casos puede presentarse una condición crónica y es necesario visitar al especialista pues puede tratarse de algo más serio como el síndrome de colon irritable o una infección intestinal de más cuidado.

La deshidratación es una de las complicaciones que puede tener la diarrea. Esto pasa cuando hay pérdida excesiva de fluidos y de minerales cuando esta es severa. Hay que cuidarse mucho de la deshidratación ya que esta puede afectar órganos vitales como los riñones. La boca seca, mucha debilidad y disminución en la orina son todos síntomas de deshidratación severa. Cuando la diarrea es prolongada se puede presentar irritación del ano y ardor debido a que se evacuan ácidos estomacales también.

Que tratamientos hay para la diarrea:

La limpieza del colon es la solución si lo que busca es una alternativa natural y segura. La diarrea es una defensa que tiene el cuerpo en contra del exceso de toxinas. Lo que hace el organismo es expulsar todos los desechos tóxicos que están dentro y que contaminan el cuerpo haciéndole daño. En este proceso de expulsión el cuerpo se deshidrata.

Cuando se tiene un colon sano y limpio esto no tiene por qué suceder. Limpiar el colon debe ser una medida preventiva y curativa de los males del sistema digestivo para sentirse mejor. Un buen tratamiento de limpieza natural del colon debe detener la diarrea. Remover toxinas y la placa mucosa que está contaminada dentro del intestino debe ser el objetivo para mantener un sistema digestivo limpio.

Como Mantenerse Sano y Activo Con Una Dieta De Desintoxicación Natural

Un tratamiento de limpieza profundo a nivel interno de sistema digestivo hará que se evacuen y expulsen las toxinas que son perjudiciales para su cuerpo. Así como la práctica de yoga es recomendada para aclarar la mente y purificar el espíritu es primordial una limpieza interna del colon y de todo el aparato digestivo para mantenerse sano y activo.

El objetivo primordial de un plan de desintoxicación es lograr una purificación completa del organismo y eliminar cualquier desecho toxico que contamine el cuerpo. Existen varios sistemas de desintoxicación natural pero se debe iniciar primero que todo por una alimentación más sana que elimine las comidas procesadas y se reemplace por una dieta natural. Este tipo de dieta debe ir acompañada del **consumo de muchos jugos naturales** y líquidos que son los que ayudaran a evacuar más fácilmente las toxinas del sistema digestivo y del organismo. Los vegetales y las frutas contienen antioxidantes que son esenciales para purificar y mantener el organismo y al mismo tiempo aportan importantes vitaminas y nutrientes al cuerpo.

La mala alimentación mantenida durante años por una persona hace que se sienta enferma, pesada, cansada y con múltiples molestias como **colon inflamado** y constipación. La costumbre de comer mal, de ingerir demasiados fritos, demasiadas comidas procesadas tiene un costo para la salud que se va acumulando con los años. Malnutrición, dolor muscular, problemas de hígado graso y de riñones son consecuencia de negligencia y descuido en la alimentación.

Un plan de desintoxicación va directo a solucionar estos problemas y a mejorar el nivel de vida. Con la desintoxicación vera muchos resultados positivos como un mejor aspecto de la piel, la ganancia de energía, un aumento del metabolismo y movimientos del intestino mucho más fluidos para evacuar lo que el cuerpo ya no necesita.

Se debe tener en cuenta que con todo cambio de costumbres y dietas viene un periodo de adaptación del cuerpo mientras va asimilando las nuevas condiciones. Tener una dieta sana es una cuestión de costumbre y habito que se logra con el tiempo. Acompañar estos cambios con una rutina de ejercicios es ideal para sentirse más sano y activo. Se hace énfasis en estos aspectos pues hemos sido condicionados y programados mentalmente para consumir otro tipo de comidas que simplemente no son sanas y perjudican nuestra salud.

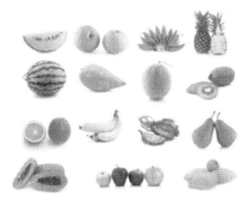

Como Lograr Una Adecuada Limpieza del Intestino Para Desintoxicar El Cuerpo

Es muy importante tener diariamente al menos un movimiento intestinal o de descarga de desechos, no tener este tipo de descarga de las heces todos los días puede desencadenar enfermedades y muchas molestias. Mantener una flora intestinal sana es una de las mejores cosas que puede una persona hacer por su salud. La principal razón por la cual debemos hacer una desintoxicación frecuente del colon es para mantener una sana flora intestinal. Esto ayuda a limpiar la sangre y el sistema linfático.

Complicaciones como fiebres frecuentes, pesadez, sensación de llenura, cansancio y constipación se curan con una rutina adecuada de limpieza del intestino. Existen diversas formas de realizarse una **rutina de colon limpio**. Una de estas es a través de enemas que ayudan a una limpieza directa del conducto del sistema digestivo aunque es una técnica muy invasiva y a veces incomoda. El sistema digestivo y los conductos intestinales tienden a acumular toxinas debido a una mala rutina alimentaria. Allí en las paredes del colon se acumulan grasas y residuos tóxicos que impiden un buen funcionamiento del hígado y una pobre digestión.

Para lograr una buena desintoxicación del sistema digestivo es aconsejable adoptar cambios de estilo de vida y de alimentación. Hay que evitar y eliminar el consumo de productos con químicos y excesivamente tratados, refinados o cafeína. Cualquier tipo de drogas como el alcohol o el tabaco se deben suspender de manera inmediata para empezar a sanar el sistema digestivo.

Entre más tiempo se tome una persona en adoptar prácticas de limpieza rutinaria del colon para desintoxicarse, la acumulación de desechos es mayor y las complicaciones mayores con síntomas como constipación o de síndrome de colon irritado.

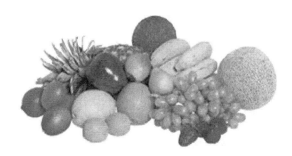

Como Limpiar El Sistema Digestivo Naturalmente

Es muy fácil dejar a un lado los principios de la buena alimentación especialmente cuando tenemos un ritmo de vida agitado. Lo que suele estar más a la mano son los alimentos procesados y comidas rápidas que solo congestionan más nuestro sistema digestivo como lo hemos visto anteriormente. Estos "alimentos" son difíciles de digerir y pueden causar constipación y pesadez estomacal. Pero si ponemos un poco más de atención y esfuerzo veremos que también es posible llevar una dieta masa sana que nos ayude a limpiar el sistema digestivo naturalmente.

A continuación algunos alimentos que podemos consumir para limpiar el sistema digestivo naturalmente:

Las peras: estas actúan como laxantes naturales y suavizan la digestión.

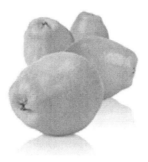

Las zanahorias y el jugo de zanahoria: contribuye para aliviar la inflamación estomacal y es una importante fuente de fibra natural que ayuda a limpiar el organismo.

El zumo de limón: este ayuda a eliminar los parásitos y alista nuestro sistema digestivo para recibir los demás alimentos durante el día. Es bueno beberlo en ayunas antes de cualquier otra comida para limpiar nuestro organismo o con un té verde en las mañanas.

La Uva: este es un laxante natural que ayuda a eliminar la grasa abdominal y promueve la buena circulación.

Estas frutas se pueden consumir enteras o en forma de jugos naturales. Si se toman en forma de jugos es importante no endulzar estos con azucares refinados sino más bien con **miel de abejas** o simplemente beberlos naturalmente.

También es importantísimo deshacerse de las toxinas y parásitos que se han acumulado en el colon para limpiar el sistema digestivo como hemos visto antes. Esto puede originar fatiga y enfermedades como el síndrome de colon irritable si no se limpia correctamente el intestino con algún tipo de tratamiento natural.

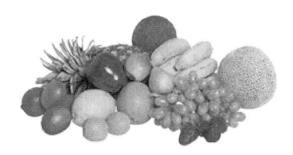

Como Limpiar el Organismo de Parásitos Con La Limpieza del Colon

Los parásitos encuentran dentro del cuerpo alimento para reproducirse y van multiplicándose rápidamente. **Se estima según estudios que un alto porcentaje de gente tiene parásitos sin saberlo siquiera**. Es debido a esto que es necesario tener una limpieza intestinal rutinaria. Los parásitos entran al cuerpo principalmente por comidas contaminadas y el agua. También es posible contraer estos microorganismos cuando se camina descalzo o con la picazón de algún insecto. Una vez dentro del organismo estos pueden afectar la salud seriamente de muchas maneras. Algunos de los daños que estos microorganismos pueden causar dentro del cuerpo son:

- Producir toxinas
- Destruir células
- Pueden causar obstrucción del sistema digestivo y dañar el intestino
- Pueden causar inflamación de los tejidos

Es entonces muy importante tener un método para deshacerse de los parásitos y esto se logra con la limpieza del sistema digestivo y del colon. Este es un proceso que puede tomar tiempo, incluso varios meses pues estos diminutos organismos se reproducen de manera muy rápida dentro del cuerpo y no es tan fácil sacarlos de allí.

Se debe adoptar una medida preventiva y correctiva de mediano y largo plazo para purificar el cuerpo de estos parásitos

El uso de hierbas naturales y suplementos es lo más efectivo si se trata de usar un método sin consecuencias malas para la salud como efectos secundarios.

Algunas de estas hierbas son:

- Semillas de calabaza
- Cebollas mezcladas con leche de soya
- La piña tiene propiedades que actúan contra estos microorganismos
- El ajo y el jengibre protegen las paredes del intestino y matan los parásitos

La irrigación del colon con el método de hidroterapia como hemos visto antes también ayuda efectivamente a deshacerse de estos microorganismos. Siempre es mejor adoptar un buen mantenimiento del sistema digestivo como medida preventiva y como rutina de un modo de vida saludable para evitar la proliferación de estos parásitos dentro del sistema digestivo.

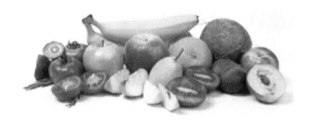

Como Curar el Dolor de Estómago Naturalmente

A continuación los mejores métodos para curar el dolor de estómago naturalmente:

- Frotar una mezcla de jengibre rallado con jugo de limón sobre el estómago con movimientos suaves circulares ayuda a aliviar el dolor
- Tomar una mezcla de jugo de limón con jugo de menta, agregar algunas gotas de jugo de jengibre y una pizca de sal, este es uno de los mejores métodos de curar el dolor de estómago naturalmente.
- Mezclar en un vaso de agua jugo de limón junto con sal de roca en polvo, aproximadamente 1 gramo de sal por dos cucharaditas de jugo de limón y tomarlo unas tres veces al día.
- Si el dolor de estómago se debe a la acides es aconsejable tomar agua carbonatada o soda para limpiar el sistema digestivo
- Tomar jengibre seco, semillas tostadas de comino, cilantro, ajo, hojas de menta seca, asa fétida y sal de roca y mezclarlos en cantidades iguales. Luego se deben moler muy bien hasta obtener un polvo de consistencia fina. Agregar una cucharada de este polvo obtenido de la mezcla de estas hierbas naturales a un vaso de agua tibia y beberlo tres veces al día para aliviar el dolor de estómago.
- Agregar unos 20 gramos de semillas de anís a una tasa de agua y dejar toda la noche esta mezcla y beberla al siguiente día.
- Tomar semillas de carambola con un poco de sal con agua.
- Las granadillas son excelentes para aliviar los dolores estomacales.

- Tomar un baño de agua tibia también alivia el dolor

Los dolores estomacales se presentan muchas veces por la mala alimentación y son un síntoma de que hay que practicarse una limpieza profunda del sistema digestivo. Lo mejor para evitar tener dolores de estómago es tener un sistema de limpieza natural del colon que mantenga el organismo sano, limpio y libre de toxinas que son dañinas para la salud.

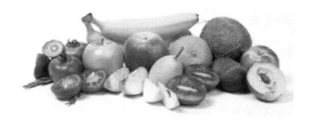

Como Bajar el Colesterol Naturalmente

Las medicinas tradicionales que contienen químicos afectan nuestra salud causando múltiples efectos secundarios como inflamación del hígado, dolores musculares e irritabilidad, pérdida de memoria y de claridad mental, peligro de infarto y pérdida de nutrientes.

Métodos para bajar el colesterol naturalmente:

Ejercite su cuerpo con regularidad, hacer por lo menos unos treinta minutos de ejercicio diario ayuda notablemente a reducir el colesterol malo y a estimular al buen colesterol. Incluso una caminata diaria de 30 minutos puede contribuir a una mejor circulación de la sangre y a controlar los niveles de colesterol en la sangre.

Evite el alto consumo de grasas saturadas y cambie su dieta como contenidos más altos de vegetal y fruta. Existen las buenas grasas y las malas grasas. Las buenas grasas están en el aceite de pescado que contiene omega 3 y en el aceite de oliva.

Las comidas con buena cantidad de fibras también colaboran con la reducción del colesterol malo y ayudan a la digestión y a eliminar grasas del organismo.

Reemplazar los dulces artificiales por frutas ya que los dulces contienen ingredientes que disparan los triglicéridos aumentando la producción de colesterol malo. El otro problema con consumir dulces es que son adictivos.

Mantenga un peso adecuado y controle su ingesta de alimentos, esta no debe ser compulsiva e irracional. Hay que controlar la mente para saber que le hace daño y que es bueno para su organismo. Las comidas rápidas están a la mano pero afectan su peso y su salud si se consumen en exceso.

Suspender completamente el consumo de tabacos y de alcohol, según estudios se ha demostrado que el consumo de estos aumenta el colesterol. El tabaco afecta los conductos sanguíneos y la circulación y a endurecer las arterias.

Practique algunos ejercicios de relajación como el yoga. El estrés es una de las causas relajar el cuerpo.

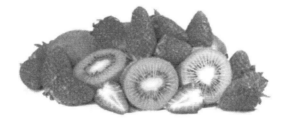

Colon Irritado – Como Limpiarlo y las Consecuencias de No Hacerlo

Hoy en día una de los canceres más frecuentes es el cáncer de colon o cáncer del recto y esto debido a que mucha gente no actúa con medidas naturales y preventivas para limpiar el intestino de manera periódica y frecuente. Solo en América se calcula que unas 70 millones de personas tienen problemas con su intestino. Estas cifras solo muestran personas que tienen problemas tan severos del colon irritado que deciden consultar a un médico o especialista.

Algunas personas no saben ni siquiera que tienen el problema del colon irritado o que pueden sufrir de él y simplemente no toman las precauciones debidas con su alimentación diaria o su dieta. Un funcionamiento sano y normal de un intestino debe suponer dos deposiciones diarias al menos. Estas descargas del cuerpo deben darse de manera natural y sin dolor en un cuerpo sano. Es por esto que es fundamental un buen mantenimiento de estas vías para limpiarlas de toxinas diariamente. Tomar grandes cantidades de agua e ingerir mucha fruta puede ayudar a **eliminar el problema del colon irritado** pero no es suficiente con esto.

Los problemas del intestino pueden causar malnutrición. Cuando no se elimina adecuadamente del cuerpo las toxinas estas se acumulan en las paredes del colon y el intestino causando irritación y molestias. A la larga sino se hace un mantenimiento periódico de forma natural de estas vías del cuerpo se tendrá como resultado un cáncer. Es por eso que incluso en caso de constipación se puede sentir el colon irritado y molestias. Cuando no se está eliminando adecuadamente los desechos, estos pueden permanecer dentro del cuerpo por días o incluso meses causando que se dé la sensación de **colon irritado** y dolor.

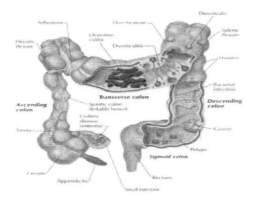

Las consecuencias de no hacer una limpieza periódica y diaria del intestino son muchas y muy malas para la salud. Estos depósitos de residuos tóxicos en los bolsillos y paredes del conducto intestinal son absorbidos por la sangre y entran al torrente sanguíneo en forma de veneno que entra a todos los tejidos del cuerpo humano. Es por esto que es tan importante mantener una rutina de limpieza del colon con productos completamente naturales que pueden ingerirse a diario y sin peligro como derivados de fibras y plantas naturales con compuestos de hierbas medicinales en cantidades adecuadas. Esta se debe convertir en una rutina sagrada para mantener la plomería del cuerpo en perfecto estado y de esta manera sentirse bien y sano cada día.

Los beneficios de usar una rutina diaria de limpieza natural del intestino no solo son el fin de la sensación del colon irritado sino de la pérdida de peso no deseado y el aumento dramático de la energía y fin de la sensación de constipación.

Aprenda Como Curar el Estreñimiento Naturalmente

Para entender porque se presenta la constipación es necesario observar cuales son las causas de este desorden digestivo. A continuación las causas que puedan producir el estreñimiento:

- La inactividad física
- Una dieta inadecuada sobrecargada de alimentos con toxinas y procesados
- La falta de ingerir alimentos con contenido de fibra
- Fisura anal o irritación del colon
- El estrés
- El dolor de espalda
- El síndrome de colon irritable
- El excesivo uso de antiácidos
- El bajo consumo de agua

Dentro de los síntomas del estreñimiento están:

- Las heces duras
- Hinchazón del abdomen
- La indigestión
- El dolor con las deposiciones
- Movimientos poco frecuentes del intestino
- Sangrado al hacer deposiciones

Cuando la constipación no se presenta muy frecuentemente no representa un mayor problema para la salud pero si esta se presenta con mayor frecuencia si puede causar riesgos para la salud. El estreñimiento crónico puede ser una señal de enfermedad y también un aviso de que su cuerpo necesita una limpieza intestinal urgente. La presencia de sangre en las heces es una señal de alarma y se debe programar una visita al médico. Es por este motivo que es muy importante prevenir este tipo de situaciones aprendiendo a curar el estreñimiento naturalmente. Para esto es necesario corregir nuestros hábitos alimenticios diarios y **reemplazar las comidas rápidas y las comidas procesadas por una dieta alta en contenido de fibra natural**.

Normalmente se deben tener una o dos deposiciones al día, aunque cada organismo es diferente si no hay un movimiento intestinal frecuente se habla de estreñimiento. Para curar el estreñimiento se debe empezar por **limpiar el sistema digestivo**. Los laxantes a base de químicos no son la solución, tan solo logran aliviar el problema momentáneamente. El uso excesivo de laxantes daña el intestino y no es la **solución para el estreñimiento**.

El consumo de fibra mejora la digestión y hace más fácil la evacuación de las heces aliviando de manera efectiva y natural la constipación y sus síntomas. Tomando este tipo de **tratamientos naturales** en forma de pastillas veremos que se hacen más frecuentes los movimientos intestinales y también **se desintoxica el cuerpo**. Comer frutas, los cereales integrales y los vegetales es ideal para mantener un tracto digestivo sano y desintoxicado.

Hacer ejercicio ayuda a un buen movimiento intestinal y a mantenerse activo y sano.

De esta manera se puede **curar el estreñimiento naturalmente** y mejorar su salud en general.

La fibra soluble se disuelve con el agua que bebemos y forma una sustancia de consistencia como de gelatina dentro del intestino que compacta las grasas y las toxinas para ser eliminadas por las heces. Con el desayuno puede tomar ciruelas pasas e higos para complementar esta comida en las mañanas.

También pude rociar **una cucharadita de linaza** sobre los alimentos para agregarles fibra. Esto le da un sabor suave a nuez a las comidas.

Tomar en cuenta que cuando se aumenta la ingesta de fibra en nuestra dieta también se debe aumentar el consumo de agua para no deshidratar el cuerpo como se ha descrito anteriormente y para que fluyan con facilidad las heces hacia afuera.

1. Los líquidos: debe asegurarse de beber muchos fluidos como el agua como uno de los mejores **remedios naturales para el estreñimiento.** Los líquidos hace más fáciles y más suaves los movimientos intestinales.

2. Tomar algún tipo de laxante estimulante natural: estos pueden ser a base de te natural o de algunas hierbas naturales como:

   - La cascara sagrada
   - El aloe
   - La Sen

3. Los probioticos: estos están dentro del sistema digestivo dentro de la flora intestinal en forma de lactobacillus acidophilus. Son bacterias que regulan el buen funcionamiento de la flora intestinal y la buena digestión. Mejoran la función inmunológica y mejoran el estreñimiento. Como punto final se puede concluir que los mejores remedios naturales para el estreñimiento son aquellos que ayudan a que el sistema digestivo funcione mejor como una dieta más sana y alta en fibra así como las ayudas de agregados naturales que contienen abundante fibra y probioticos como se ha recalcado para mantener una buena salud y un cuerpo libre de contaminantes.

7 Remedios Caseros Para Desintoxicar El Cuerpo Naturalmente

Las razones para practicarse una desintoxicación casera van desde una limpieza intestinal hasta la eliminación de parásitos. Los remedios caseros para desintoxicar el cuerpo por lo general consisten en el consumo adecuado de agua verduras y frutas.

A continuación siete formas para lograr una desintoxicación del organismo desde la comodidad del hogar:

1. **Consumir sopas de repollo:** a la desintoxicación a base de la sopa de repollo se le conoce también como la dieta de la sopa de col. Puede ser utilizada también para un programa para bajar de peso naturalmente. Esta sopa se prepara con verduras como pimientos verdes, tomates, apio, repollo, cebolla, champiñones y zanahorias. Con este método se debe consumir esta sopa durante un lapso de 7 días para lograr una completa desintoxicación del cuerpo.

2. **Otro de los remedios caseros para desintoxicar el cuerpo es el consumo de jugo de limón o limonada**. Las personas que adoptan esta dieta también deben consumir un té de hierbas por las noches, hacerse un enjuague con agua salada por las mañanas bebiendo agua tibia mezclada con sal marina. También consumir entre 8 a 12 vasos de agua con limón durante el día con agua

destilada y pimienta de cayena con unas gotas de miel de maple. El propósito de este método es limpiar todo el tracto digestivo y eliminar las toxinas del cuerpo.

3. **Beber jugos de frutas naturales** recién exprimidos también es oro de los remedios caseros para desintoxicar el cuerpo más efectivo que existe. También el jugo de verduras es muy efectivo para la desintoxicación del organismo natural. Las espinacas, las zanahorias, las espinacas, las uvas, los arándanos y la hierba de trigo son algunas de las frutas y verduras que sirven para este propósito de limpieza del organismo.

4. **El consumo de agua es una de las mejores alternativas para desintoxicar el cuerpo de forma natural**. Beber agua ayuda limpiar los riñones y a purificar todo nuestro sistema. También ayuda a diluir el azúcar y la cafeína si se han consumido en exceso.

5. **Los enemas de café** también son otra alternativa de remedios caseros para desintoxicar el cuerpo. Estos ayudan a limpiar el hígado. Es mejor utilizar café orgánico ya que no tiene aditivos perjudiciales para la salud.

6. **Sudar también ayuda a eliminar impurezas del cuerpo** y ayuda a mejorar la apariencia de la piel. Cuando sudamos también estamos ayudando a nuestro organismo a perder peso y a quemar calorías. Es importante mantenerse hidratados cuando sudamos o hacemos ejercicios cardiovasculares para lograr una buena eliminación de toxinas.

7.   **El ayuno a base de consumir solo frutas y agua** también es una alternativa de remedio natural para la desintoxicación casera. Este método purga el cuerpo de grasas y de elementos tóxicos como conservantes y otras impurezas que intoxican a nuestro organismo. Se puede consumir jugo de manzana durante tres días como uno de los remedios caseros para desintoxicar el cuerpo más efectivos y saludables.

¿Qué Quiere Decir Tener Una Alimentación Saludable?

Muchas veces escuchamos decir con frecuencia que debemos mantener una dieta sana y una alimentación saludable pero en realidad no nos llega toda la información sobre lo que realmente esto significa.

La presencia de múltiples enfermedades tales como la diabetes, el cáncer, enfermedades cardiacas, la obesidad hacen que entender este aspecto sea algo muy importante. Todos estos problemas son generados en gran parte por una alimentación equivocada y poco saludable.

Para los adultos una dieta saludable es fundamental para mantener un peso adecuado y una salud optima y en los niños una dieta saludable les permite crecer y desarrollarse adecuadamente.

Comer alimentos variados con cada comida, esta es la base para que todos los nutrientes que el cuerpo necesita ingresen a él. Alimentos como el arroz o el trigo no contienen vitaminas A, C, ni B2, que si se encuentran en grandes cantidades en los vegetales verdes, vegetales amarillos, en los aguacates y en los cítricos. **Estas vitaminas mejoran la calidad de nuestra visión, ayudan a mejorar nuestro sistema inmunológico, ayudan a curar heridas y a la reparación celular en general**.

Comer cereales integrales, legumbres (frijol, lentejas, alverjas) y nueces. La cantidad de fibra soluble que se encuentra en estos alimentos ayuda a disminuir el colesterol malo y reducen el riesgo de un ataque cardiaco o de un derrame cerebral. También proporcionan importante fibra insoluble que nos ayuda a tener una mejor digestión y reduce la posibilidad de desarrollar cáncer de colon. Elija alimentos como la quínoa, la avena, el arroz integral y el pan integral para una dieta saludable.

Limitar la cantidad de grasa, aceites y alimentos grasos. Es necesario disminuir y controlar la cantidad de estas comidas ya que son fuentes concentradas de energía y hacen muy difícil mantener un peso saludable. Estos son alimentos como la leche entera, el queso, la mantequilla, la crema de leche, la carne roja, los productos lácteos en general, la manteca de cerdo, la margarina dura, el aceite de palma y el aceite de coco y algunos otros alimentos como los pasteles y embutidos grasosos. Prefiera consumir grasa vegetal como el aceite de soya, el aceite de girasol o el aceite de oliva.

Consuma frutas y vegetales frescos en abundancia. Idealmente se deben consumir por lo menos **5 porciones diarias** de este tipo de alimentos saludables. Estos súper alimentos saludables contienen poderosos nutrientes, gran cantidad de vitaminas y minerales esenciales. Estas vitaminas y nutrientes no necesariamente están presentes en las mismas proporciones en otros alimentos. Adicionalmente las frutas y los vegetales frescos nos proporcionan antioxidantes y fibras insolubles que disminuyen el riesgo de aparición del cáncer.

Limitar o suprimir por completo el consumo de azúcares y no agregar azúcar a las comidas. Al hacer esto se reduce considerablemente el riesgo de sobrepeso. Si la cintura de una mujer mide más de 80 centímetros (31.5 pulgadas) entonces se considera que tiene sobrepeso y en el hombre si la cintura está por encima de una medida de 94 centímetros (37 pulgadas). Las gaseosas y en general la mayoría de las bebidas envasadas contienen demasiada azúcar y se debe evitar beberlas y reemplazarlas por el agua pura o agua con limón que ayuda a diluir la grasa y a limpiar nuestro sistema. Prefiera los **jugos naturales para bajar de peso** y mantener un peso ideal.

Se debe reducir la cantidad de sal en las comidas.
Algunos alimentos contienen sal oculta como por ejemplo: las carnes procesadas, los quesos, las sopas de paquete, las comidas rápidas y los enlatados. Procure no añadir sal a los alimentos en la mesa. Es importante controlar la cantidad de sal para evitar problemas de hipertensión arterial, prefiera la sal marina en muy moderadas proporciones.

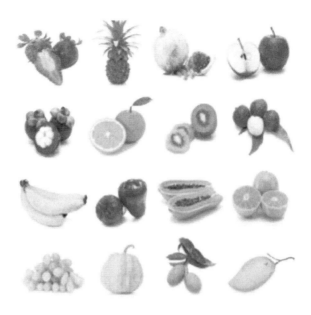

Beber agua como se ha recalcado a lo largo de este libro es una de las costumbres más saludables que podemos tener. Los mejores horarios para beber agua son antes de acostarnos, uno o dos vasos para limpiar el organismo y para evitar ataques al corazón. Cerca de un 90% de los ataques al corazón ocurren temprano en la mañana. Igualmente beber un vaso de agua inmediatamente después de levantarnos activa nuestros órganos internos y nos limpia.

- Un vaso de agua 30 minutos antes de cada comida nos ayuda con la digestión de los alimentos.
- Beber un vaso de agua unos 30 minutos antes de tomar un baño nos ayuda a controlar y a bajar la presión sanguínea de forma natural y efectiva.
- Antes de acostarnos beber agua para evitar un derrame cerebral o ataque cardiaco.

La naturaleza nos ha dado todos los elementos para mejorar nuestra salud, es nuestra decisión elegir la adopción de una alimentación saludable para limpiar y cuidar nuestros cuerpos o seguir contaminándonos con comidas procesadas.

ESTE LIBRO ESTA DEDICADO A LA BUENA SALUD Y A MEJORAR EL ESTILO DE VIDA BASADO EN CONSUMIR ALIMENTOS SANOS Y COMPLEMENTOS SANOS QUE NOS AYUDEN A LIMPIAR NUESTRO CUERPO. EL HACER ENFACIS EN LA BUENA ALIMENTACION Y EN OTROS ASPECTOS HA SIDO ALGO INTENCIONAL PARA RECALCAR LA IMPORTANCIA DE UNA LIMPEZA DEL COLON Y DE UNA TOMA DE CONCIENCIA A CERCA DE LA RESPONSABILIDAD QUE TENEMOS CON NUESTRA SALUD.

ESTAMOS CONSTANTEMENTE BOMBARDEADOS POR PRODUCTOS QUE NO SON BENEFICIOSOS PARA NUESTRO CUERPO Y UNA TOMA DE CONCIENCIA ES UNO DE LOS PRINCIPALES OBJETIVOS DE ESTE LIBRO. PODEMOS CAMBIAR NUESTRA RUTINA DE ALIMENTACION Y PODEMOS MEJORAR NUESTRA SALUD AL MISMO TIEMPO.

ESTA EN NUESTRAS MANOS HACERLO Y EN NUESTRA TOMA DE DECISIONES ESTA LA DIFERENCIA PARA PODER VIVIR MEJOR Y EN MEJORES CONDICIONES.

VIDEO RECOMENDADO:

(http://tinyurl.com/video-recomendado)

OTROS LIBROS QUE PUEDEN

INTERESARLE:

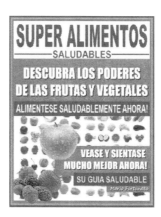

http://tinyurl.com/super-alimentos-saludables

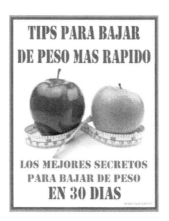

http://tinyurl.com/tips-bajar-peso